CONTRIBUTION A L'ÉTUDE

DU

TRAITEMENT DE L'APPENDICITE

PAR

Le Dr Henri-Pierre LECORNEY

DE L'UNIVERSITÉ DE PARIS

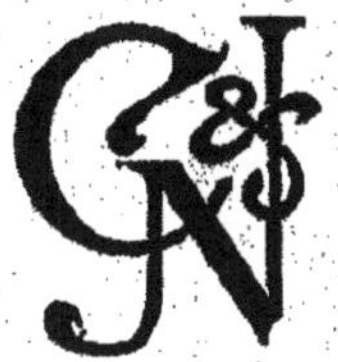

PARIS

GEORGES CARRÉ et C. NAUD, ÉDITEURS

3, RUE RACINE, 3

—

1899

CONTRIBUTION A L'ÉTUDE

DU

TRAITEMENT DE L'APPENDICITE

PAR

Le Dr Henri-Pierre LECORNEY

DE L'UNIVERSITÉ DE PARIS

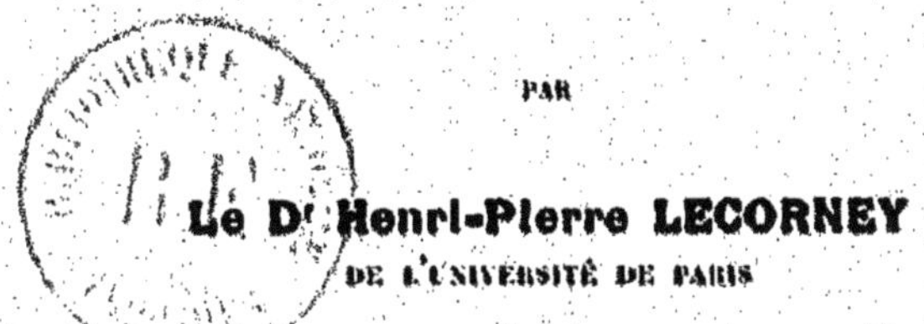

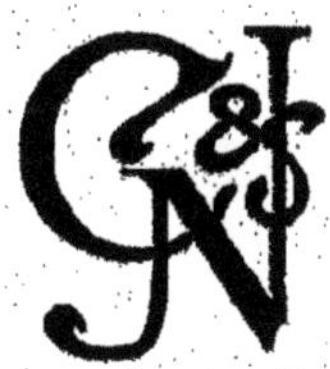

PARIS

GEORGES CARRÉ ET C. NAUD, ÉDITEURS

3, RUE RACINE, 3

—

1899

A MON PÈRE

Mon premier maître.

A MA MÈRE, A MA SŒUR

Hommage de ma tendre affection
et de ma vive reconnaissance.

A MES PARENTS

A MES AMIS

A MES MAITRES

A MES MAITRES DE L'ÉCOLE DE MÉDECINE ET DE PHARMACIE
DE CAEN

A MES MAITRES DANS LES HOPITAUX DE PARIS

M. LE PROFESSEUR A. FOURNIER

M. LE DOCTEUR BAZY
CHIRURGIEN DE L'HÔPITAL BEAUJON

M. LE DOCTEUR DUGUET
MÉDECIN DE L'HÔPITAL LARIBOISIÈRE

M. LE DOCTEUR CHAMPETIER DE RIBES
ACCOUCHEUR DE L'HÔTEL-DIEU

M. LE DOCTEUR GOUGUENHEIM
MÉDECIN DE L'HÔPITAL LARIBOISIÈRE

M. LE DOCTEUR GUINARD
CHIRURGIEN DE L'HOSPICE D'IVRY

M. LE DOCTEUR Ch. NÉLATON
CHIRURGIEN DE L'HÔPITAL SAINT-LOUIS

M. LE DOCTEUR PEYROT
CHIRURGIEN DE L'HÔPITAL LARIBOISIÈRE

M. LE DOCTEUR RICARD
CHIRURGIEN DE L'HÔPITAL SAINT-LOUIS

Hommage de ma reconnaissance.

INTRODUCTION

Nous croyons utile de résumer l'anatomie de l'appendice iléo-cæcal et d'exposer brièvement quelques généralités sur l'appendicite avant d'entrer dans l'étude du traitement de cette affection.

L'appendice cæcal ou appendice vermiculaire du cæcum se présente sous la forme d'un petit tube cylindrique, presque toujours flexueux. Primitivement, chez le fœtus, il s'implante sur le sommet de l'ampoule cæcale. Plus tard, par suite de l'extension relativement considérable que prend la paroi externe du cæcum, le fond de l'ampoule cæcale est entièrement formé par cette paroi et, de ce fait, le point d'implantation de l'appendice se trouve reporté en haut, en dedans et un peu en arrière : il était d'abord inférieur ; il est maintenant latéral et interne. Il est situé à 2 ou 3 centimètres au-dessous de la valvule iléo-cæcale, au confluent des trois bandes musculaires du cæcum.

La longueur de l'appendice est très variable suivant les sujets, elle est en moyenne de 6 à 10 centimètres. Sa largeur est de 6 à 8 millimètres.

Un repli du péritoine l'attache à la partie interne du cæcum.

Sa situation est assez variable.

Quelquefois on le trouve accolé à la face postérieure du cæcum. Dans d'autres cas, il se porte en bas vers le détroit supérieur du bassin.

Plus souvent, il s'applique ou s'enroule autour de la partie terminale de l'iléon.

Il arrive aussi qu'il se loge tout entier dans l'épaisseur du mésentère.

M. Lafforgue (1) a soigneusement examiné l'appendice cæcal sur 200 sujets de tout âge et des deux sexes et il conclut que la direction générale de l'appendice est descendante ou latérale gauche (61 pour 100).

Historique.

Les lésions de l'appendice, les appendicites ont été signalées pour la première fois par Mestivier en 1759.

Puis Jadelot (1808), Wegeler (1813), Louyer-Villermay (1824), publièrent des observations d'appendicites. C'est à Mélier (2) que revient l'honneur d'avoir entrevu la possibilité d'une intervention chirurgicale.

Les travaux d'Albers (de Bonn) (1838), de Dance, Menière, Grisolle, Leudet, Faure, Forget, Bodard, etc., firent oublier momentanément l'admirable mémoire de Mélier.

------

(1) E. LAFFORGUE. *Thèse*, Lyon, 1893.

(2) MÉLIER. Mémoire et observations sur quelques maladies de l'appendice cæcal. *Journal de méd., de chir. et de pharm.*, 1827, p. 317.

Biermer, en 1874, écrivait : « La pérityphlite est toujours la suite d'une perforation appendiculaire causée par une concrétion stercorale ».

En 1890, Maurin (1) démontre dans sa thèse le rôle pathogène des lésions appendiculaires dans les suppurations de la fosse iliaque.

Les travaux de Fitz, en Amérique, de Sonnenburg, en Allemagne, de Roux, en Suisse et de Talamon, en France, ont puissamment contribué à remplacer l'ancienne typhlite par l'appendicite.

Étiologie.

L'appendicite est une maladie très fréquente. Toft (2) dit qu'une personne sur trois a l'appendice malade ; mais, Trèves déclare que cette proportion est exagérée.

M. Tuffier a examiné en collaboration avec le P' Jeanne (de Rouen) plus de 200 cadavres et sur 30 d'entre eux il a trouvé des adhérences pathologiques de la région appendiculaire.

Causes prédisposantes. — On rencontre l'appendicite chez des sujets de tout âge ; mais c'est de 10 à 20 ans qu'on l'observe le plus fréquemment.

On peut dire qu'au-dessous de 3 ans et au-dessus de 60 ans l'appendicite devient une rareté.

______

(1) MAURIN. Essai sur l'appendicite et la péritonite appendiculaire. Paris, 1890.

(2) Cité par TREVES, in Medico-chirurgical transactions published by *The royal medical and chirurgical society of London*, vol. LXXI, p. 165.

On cite comme telle, l'observation de Feuger rapportée par M. Talamon et concernant un enfant de sept semaines.

De même le cas cité par M. Guinard, d'un vieillard de 78 ans, chez lequel il a trouvé un appendice perforé qu'il a réséqué avec succès.

L'appendicite est plus fréquente chez l'homme que chez la femme.

Mlle Gordon en étudiant l'appendicite chez 79 enfants trouve 58 garçons et 21 filles (1).

M. Brun (2), sur 45 enfants atteints d'appendicite, compte 26 garçons et 19 filles.

Maurin, dans sa thèse, sur 94 cas d'appendicite rencontre 78 hommes et 16 femmes.

Cependant, d'après le Pr Dieulafoy, la grossesse serait une cause de prédisposition à l'appendicite.

L'appendicite ou tout au moins la prédisposition à l'appendicite est héréditaire.

Roux (de Lausanne), sur plus de 300 observations) note l'hérédité dans 40 pour 100 des cas.

Les auteurs sont loin d'être d'accord sur l'influence du régime alimentaire.

M. Lucas-Championnière considère l'abus de la viande et l'usage des viandes crues comme une des causes de la fréquence de l'appendicite.

D'après Mlle Gordon, une alimentation indigeste, trop copieuse, surtout végétale jouerait un rôle dans la fré-

---

(1) Mlle Gordon, *Thèse*, Paris.
(2) Brun. *Loco citato*, p. 107.

quence de l'appendicite dans certaines régions telles que la Sibérie orientale, l'Angleterre et en particulier l'Écosse où l'on mange du pain d'avoine. Dans la statistique de Fitz, la constipation figure 53 fois et la diarrhée 26 fois sur 466 cas.

Causes déterminantes. — L'indigestion a été souvent signalée.

Il est fréquent aussi de trouver comme cause occasionnelle de l'appendicite un traumatisme direct. Le refroidissement est aussi indiqué.

L'ingestion de glace est signalée dans plusieurs observations (Obs. XIX).

Souvent, enfin, chez la femme c'est au moment de la menstruation que provient la crise appendiculaire (Obs. XXX).

Pathogénie.

Deux théories sont en présence pour expliquer la pathogénie de l'appendicite :

Celle dite de la cavité close (Dieulafoy, Talamon), qui considère que l'occlusion de la cavité appendiculaire est la condition nécessaire et suffisante de l'infection ; et la théorie dite de l'infection simple qui admet que l'infection de l'appendice peut se produire en dehors de toute occlusion.

M. Brun (1) a démontré qu'il existe des pièces nombreuses établissant que, l'appendice étant réséqué en

----

(1) F. Brun. *Presse médicale*, 1896.

pleine crise aiguë, le canal appendiculaire a été trouvé complètement perméable.

M. Jalaguier (1) pense que dans la majorité des cas, l'infection de l'appendice et son inflammation résultent de la propagation d'une infection intestinale. La structure de l'appendice, sa richesse en follicules clos aussi bien que sa disposition en long canal étroit terminé en cul-de-sac expliquent comment il ne peut, une fois infecté, se débarrasser des agents infectieux.

M. Reclus (2) a très justement insisté sur l'importance de la situation déclive des coudures, torsions, rétrécissements de l'appendice qui en font un lieu de stagnation, sorte de fistule borgne interne, avec tous les accidents qu'elle peut provoquer.

Bland Sutton (3) et Sutherland (4) ont affirmé la possibilité de l'infection appendiculaire par voie sanguine.

Cette théorie a été défendue en France notamment par M. Jalaguier (5) et tend à être admise aujourd'hui.

MM. Monod et Vanverts (6) résument ainsi la pathogénie de l'appendicite : « Les deux théories du vase clos et de l'infection simple renferment chacune une part de vérité et peuvent être conciliées.

L'infection est la cause déterminante de l'appendicite :

---

(1) A. JALAGUIER, *Loc. cit.*, p. 644.
(2) P. RECLUS. *Bulletin de la Soc. de chir.*, 1896, p. 787.
(3) BLAND SUTTON. *Trans. clinical society of London*, 13 février 1891.
(4) SUTHERLAND, in *The Lancet*, 24 août 1893.
(5) *Société de chirurgie*, 2 décembre 1896.
(6) MONOD et VANVERTS, *Loc. cit.*, p. 74.

des causes adjuvantes, et parmi elles, en première ligne,
l'occlusion de la cavité appendiculaire, favorisent son
développement en exaltant la virulence des microbes contenus.

Bactériologie et anatomie pathologique.

C'est le coli-bacille qui est l'agent habituel de l'infection appendiculaire; cependant, on le trouve rarement
seul et les microbes qui l'accompagnent le plus fréquemment sont le streptocoque, le staphylocoque, le pneumocoque et divers saprophytes (1).

Pour MM. Veillon et Zuber, non seulement le streptocoque et le coli-bacille ne seraient pas les seuls agents de
l'appendicite gangreneuse ou perforante; mais encore ils
n'en seraient pas les principaux. La fétidité du pus, la tendance à la gangrène, les symptômes de septicémie rapide
devraient être attribués à des microbes anaérobies, encore
mal connus.

Il y a des appendicites tuberculeuses; dans ces cas,
le bacille de Koch est rarement seul, et c'est au coli-bacille qu'on le trouve le plus fréquemment associé.

Enfin, il existe aussi des appendicites dues à l'actinomycose (2).

L'appendicite aiguë est essentiellement constituée, à

(1) Ch. Achard et A. Broca. *Bulletin de la Soc. méd. des hôp.*,
26 mars 1897.

(2) Gangolphe et Duplant. *Typhlite et appendicite actinomycosiques.*
Revue de chir., juin 1897.

l'origine, par une folliculite circonscrite ou diffuse (Pilliet et Costes, Siredey et Leroy, Letulle) dont la diffusion se fait par les voies lymphatiques péri-folliculaires (Letulle). L'infiltration inflammatoire se répartit bientôt sur les divers éléments de la muqueuse, mais avec prédominance au niveau des follicules. L'épithélium de revêtement se desquame, les glandes disparaissent au sein d'un chorion épaissi et infiltré de cellules rondes.

De l'infiltration embryonnaire qui remplit et entoure les follicules, on voit s'étendre dans le tissu cellulaire sous-muqueux et à travers le muscle, se dirigeant vers le péritoine, des traînées de petites cellules rondes, véritables lymphangites à marche centrifuge. Les vaisseaux de la celluleuse et ceux du méso sont dilatés.

Puis à la forme catarrhale ou pariétale, succède la forme ulcéreuse. Les ulcérations résultent tout d'abord de la destruction des follicules enflammées qui s'abcèdent dans la cavité de l'appendice ; cependant il se forme de petits abcès interstitiels atteignant la surface péritonéale.

Lorsque la paroi est ainsi totalement infiltrée, la nécrose peut la détruire complètement, créant ainsi la forme térébrante de l'appendicite.

L'appendicite chronique se caractérise, tantôt par l'hypertrophie des glandes et des follicules avec sclérose sous-muqueuse et hypertrophie musculaire, tantôt par la transformation fibreuse progressive, parfois locale, de toutes les tuniques de l'appendice (1).

____

(1) Monod et Vanverts. *Loc. cit.*, p. 53.

Très souvent, les lésions ne se localisent pas à l'appendice, mais elles se propagent aux parties voisines et, surtout, au péritoine.

Nous nous sommes bornés à exposer le résumé des lésions appendiculaires et nous ne pouvons entreprendre de décrire ici les lésions du péritoine et celles du tissu cellulaire sous-péritonéal qu'on observe plus rarement.

L'appendicite tuberculeuse, dont la marche est ordinairement chronique, se distingue de l'appendicite ordinaire non seulement par la nature des lésions qu'elle détermine mais encore par leur siège.

En général, les lésions, dans ce cas, ne se limitent pas à l'appendice mais elles s'étendent à la fois dans l'appendice, dans le cæcum et aussi dans les segments voisins de l'intestin.

Dans l'appendicite actinomycosique, c'est surtout le cæcum qui est le siège des lésions (1).

____

(1) Monod et Vanverts. *Loc. cit.*, p. 57 et 61.

TRAITEMENT

A de rares exceptions près, il est admis, aujourd'hui, par tout le monde que le traitement de l'appendicite est avant tout chirurgical.

On rencontre cependant encore des médecins, peu nombreux d'ailleurs, qui soutiennent que l'appendicite doit être traitée médicalement et que l'intervention chirurgicale doit être tout à fait exceptionnelle.

Il nous semble que nous sommes dans le vrai en indiquant comme ligne de conduite cette proposition retournée et disant que l'appendicite doit être en général traitée chirurgicalement mais qu'il est des cas où le traitement médical doit être appliqué.

Nous pensons qu'entre les interventionnistes à outrance et les abstentionnistes de parti pris il y a place pour l'opinion moyenne qui est la nôtre.

Le 31 juillet 1895, M. Reynier disait à la *Société de chirurgie* : « Nous aurions mauvaise grâce à douter, dans cette enceinte, de ces guérisons médicales dont plusieurs de mes collègues, à ma connaissance, peuvent fournir des exemples personnels. Ayant eu des appendicites, ils les ont vues évoluer sans intervention et n'ont pas eu de récidives.

« Moi-même à l'âge de 16 ans, j'eus une appendicite débutant par des phénomènes de péritonisme généralisé très accentués, ballonnement du ventre, douleur généralisée, impossibilité de supporter le contact du drap sur le ventre, pseudo-occlusion intestinale, vomissements bilieux, etc. Quelques jours après une accalmie la température s'élevait, puis l'abcès probablement s'ouvrait dans l'intestin, tout rentrait dans l'ordre. Depuis 29 ans, je n'ai plus rien ressenti du côté de mon appendice. De pareilles observations sont, bien qu'on en dise, nombreuses. Elles sont de nature à faire hésiter dans l'intervention ».

Cependant dans la même séance, M. Reynier avait déclaré qu'il vaut mieux ouvrir un foyer purulent que de laisser s'ouvrir seul, soit dans l'intestin, soit dans le péritoine.

Il est d'autre part évident que la chirurgie a depuis 33 ans fait de grands progrès et qu'aujourd'hui, la presque totalité des chirurgiens serait d'accord pour intervenir dans un cas analogue à celui de M. Reynier.

La conduite à tenir, en présence d'une appendicite, varie suivant l'époque à laquelle on est appelé et suivant la nature des accidents auxquels on doit remédier. On peut réduire à quatre les conditions dans lesquelles on est appelé à traiter une appendicite, suivant qu'il y a 1° *péritonite généralisée*, 2° *abcès localisé*, 3° *appendicite simple, sans péritonite et sans tuméfaction ou enfin 4° appendicite chronique* (1).

Nous allons successivement étudier la thérapeutique

---

(1) LEGUEU. *Loc. cit.*, p. 29.

des appendicites à chaud c'est-à-dire à l'état aigu et des appendicites à froid c'est-à-dire en dehors de l'état aigu.

Dans la première catégorie nous passerons en revue les cas où il y a :

1° Appendicite simple sans péritonite et sans tuméfaction ;

2° Appendicite circonscrite suppurée ;

3° Péritonite généralisée ;

puis nous étudierons le traitement des appendicites à froid.

Appendicite simple sans péritonite et sans tuméfaction.

Supposons que nous sommes en présence d'un malade qui depuis quelques heures se plaint d'une douleur souvent violente, quelquefois généralisée à tout le ventre, mais, fréquemment, localisée à la fosse iliaque droite, avec ou sans tension abdominale. Quatre ou cinq heures après avoir ressenti les premières douleurs, le malade a eu des nausées, des vomissements alimentaires d'abord, puis bilieux.

Les pulsations radiales sont plus rapides mais nettement marquées, la température n'est guère élevée, quelques dixièmes seulement au-dessus de la normale.

Ce tableau représente sensiblement la colique appendiculaire de M. Talamon. Nous estimons qu'il est bon en semblable occurrence d'instituer le traitement médical. Cette façon de faire est d'autant mieux indiquée que le diagnostic qui est très vraisemblable n'est pas absolument certain.

Quelquefois, vingt-quatre ou trente-six heures après le début de la crise, nous constaterons que sous l'influence du traitement les symptômes se sont beaucoup améliorés, dans quelques cas même, tout sera rentré dans l'ordre. Nous n'avons alors qu'à nous louer d'avoir agi médicalement, et même dans le cas où une récidive ultérieure surviendrait nous n'avons pas à regretter notre temporisation puisque, comme nous le dirons plus loin, nous estimons que, sauf les cas où l'on a des raisons de craindre la péritonite généralisée, il est bon de n'intervenir à froid qu'après deux crises d'appendicite.

Mais, elles sont nombreuses les observations d'appendicites n'ayant pas récidivé.

En effet, d'après Fitz, les récidives surviendraient dans 15 pour 100 des cas, dans 25 pour 100 d'après Krafft, dans 32 pour 100 d'après Richardson (1).

Nous pensons même qu'ils seraient encore plus fréquents les cas de succès du traitement médical, si les règles que nous indiquerons en exposant ce traitement étaient rigoureusement suivies. Car, il nous a été donné de voir des interventions chirurgicales, après échec du traitement médical, mais comment l'avait-on appliqué ce traitement? On s'était contenté de mettre une petite vessie contenant de la glace sur la fosse iliaque droite, on avait fait prendre au malade 0,05 centigrammes d'extrait thébaïque par jour et en fait de diète, on avait mis à sa disposition 1 ou même 2 litres de lait dans les 24 heures.

---

(1) Barn. *Loc. cit.*, p. 131.

Nous sommes d'avis qu'autant que cela est possible, on doit chercher à éviter à son malade l'intervention chirurgicale car, malgré les progrès remarquables de la chirurgie moderne, nous ne considérons pas une laparotomie comme une chose complètement inoffensive et quand bien même il en serait ainsi, nous croyons que les dangers de l'anesthésie — bien que les accidents soient heureusement rares — ne sont pas tout à fait chimériques.

Nous pourrions rappeler ici les onze cas traités médicalement et guéris, signalés par M. Millard le 23 novembre 1894, à la Société médicale des Hôpitaux. A la Société de chirurgie, le 11 janvier dernier, M. Ricard faisait une déclaration que nous sommes heureux de reproduire. « Il est des cas très légers, fugaces, d'appendicite fruste, ceux que Talamon a voulu décrire sous le nom de colique appendiculaire : ces cas-là sont tous justiciables du traitement médical. Ils disparaissent vite en quelques jours, parfois en quelques heures. Ils constituent un antécédent précieux à noter. Ils peuvent, lors de crises nouvelles, peser dans la détermination opératoire, car ils constituent une forme d'appendicite à répétition, mais lors d'une première atteinte ils n'appellent pas le bistouri ».

Et, le 18 janvier, M. Schwartz s'exprimait ainsi à la société de chirurgie : « En général, lorsqu'il n'y a pas de signes indiquant la prise du péritoine, pouls régulier et bien frappé, peu de ballonnement du ventre, respiration large et facile, selles à peu près normales ou pas de constipation opiniâtre, nous n'intervenons pas. Nous conseillons le traitement médical bien connu : glace sur le ventre, opium à l'intérieur, lavages du gros intestin, alimentation liquide et lactée, autant que possible. Nous avons vu dans ces conditions guérir la plupart des appendicites et pu opérer ensuite à froid un certain nombre d'entre elles. »

C'est pour toutes ces raisons que nous ne pensons pas que sous toutes ses formes et à tous ses degrés l'appendicite doit être opérée rapidement.

Il pourrait pourtant être indiqué d'intervenir dans des cas paraissant aussi bénins que celui dont nous venons de tracer le tableau ; ce serait si l'on constatait la grande fréquence et la petitesse du pouls avec tendance à l'hypothermie et avec cela, l'altération des traits, tous ces signes permettant de diagnostiquer une péritonite généralisée d'emblée. Mais, malheureusement dans ce cas, les résultats ne diffèrent guère, que l'on ait ou non opéré.

Cependant, au bout de 36 ou 48 heures, depuis les premiers accidents, les symptômes persistent, deviennent plus marqués, malgré l'application rigoureuse du traitement médical ; malgré la glace que l'on n'a cessé de mettre sur le ventre, malgré l'opium, la douleur persiste aussi vive et tend de plus en plus à se localiser à droite. Les vomissements deviennent plus fréquents. En interrogeant le pouls on constate qu'il est plus rapide et plus petit que la veille. Toutefois, on cherche en vain une tuméfaction.

Quel parti devons-nous prendre alors?

Dans ce cas, les avis sont partagés.

Il faut inciser sans retard, disent les partisans de l'intervention et vous trouverez très souvent du pus.

Même s'il n'y a pas de suppuration, il faut intervenir, car si l'opération vous a paru inutile, elle a préservé votre malade d'accidents qui eussent gravement compromis son existence.

A cette opinion, est opposée celle de plusieurs chirurgiens et à ce sujet M. Monod (1) s'exprime ainsi : il est certain que vers le deuxième ou le troisième jour souvent le pus est déjà formé, mais cela sans enkystement solide encore ni certain : et si ce pus est, comme d'ordinaire, très septique, l'intervention ne peut, dans ces conditions, être considérée comme dénuée de tout péril.

Et il ajoute que tout en comprenant la conduite de ceux qui croient devoir opérer dans ces conditions, on ne saurait blâmer ceux qui préfèrent attendre, mais attendre en surveillant le malade de près, en s'attachant à relever les moindres signes qui permettront de soupçonner la présence du pus ou un commencement de réaction péritonéale.

Au contraire, d'autres chirurgiens interviennent dans ce cas, et, si par hasard on se trouve en présence d'une gangrène de l'appendice, l'opération sauve le malade alors que, par l'abstention, il serait mort de septicémie.

Mais, s'il est permis d'être hésitant en présence de la persistance des symptômes avec absence de tuméfaction, l'hésitation doit disparaître lorsqu'on se trouve en présence d'une appendicite survenue chez une jeune femme. On doit alors avoir présents à l'esprit les rapports de l'appendicite avec la puerpéralité et se déterminer à enlever le foyer infectieux. La communication du Pr Pinard à l'Académie de Médecine, dans la séance du 22 mars 1898,

---

(1) Ch. Monod et J. Vanverts, *Loc. cit.*, p. 171.

contient une observation très intéressante à ce sujet et que nous avons tenu à reproduire (voir Obs. XIII).

Si l'on intervient alors, la technique opératoire sera celle que nous décrivons en traitant de l'intervention à froid.

Avant de terminer ce chapitre ayant trait aux appendicites paraissant légères, nous devons déclarer que le malade atteint d'appendicite doit être l'objet de la part du médecin de la surveillance la plus active, et que l'on doit toujours se tenir prêt à intervenir.

Mais quel est le signe, ou plutôt quels sont les signes qui doivent nous guider, nous servir de raison, pour l'intervention ou la temporisation.

Le pouls d'abord nous paraît avoir une grande valeur au point de vue de l'indication thérapeutique, en attachant plus d'importance à sa qualité qu'à sa fréquence.

La température ne vient que secondairement. Il vaut mieux qu'un malade ait une température de 40° et 90 pulsations que 37°,5 ou 38° avec 120 pulsations, le plus grave étant le pouls rapide avec hypothermie.

Il est de la plus haute importance de surveiller les fonctions intestinales ; l'émission de gaz par l'anus doit être considérée comme un signe d'aussi grande valeur dans l'appendicite que dans la hernie étranglée, et l'absence d'émission de gaz doit peser d'un grand poids dans la détermination prise par le chirurgien.

L'altération des traits persistant, c'est-à-dire n'apparaissant pas seulement aux moments où le malade souffre de coliques, et, ajoute M. Quénu, une certaine odeur mauvaise de l'haleine, rappelant un peu l'odeur fécaloïde, sont aussi des signes qui doivent militer en faveur de l'intervention.

Appendicite circonscrite suppurée.

Indications.

C'est sous cette forme que l'appendicite se présente le plus souvent, et presque toujours elle est accompagnée de réaction péritonéale.

Au début, les symptômes sont ceux de l'appendicite simple (douleur vive dans l'abdomen, généralement dans la fosse iliaque droite, vomissements, fièvre), mais il est d'ordinaire assez difficile d'affirmer qu'il y a ou qu'il n'y a pas de suppuration.

On conçoit, en effet, que le développement d'un petit abcès au milieu des fausses membranes qui entourent l'appendice ne provoque pas toujours des signes bien marqués.

Quelques chirurgiens admettent que l'existence dans la fosse iliaque d'une induration, avec matité, suffirait pour affirmer un abcès.

Il n'en est peut-être pas toujours ainsi, mais « la présence d'une induration iliaque nette, persistante, très douloureuse à la pression, est une présomption en faveur de l'existence d'une collection purulente » (Monod et Vanverts).

M. Reclus disait à l'Académie de médecine, le 7 mars dernier, que dans tous les cas désignés sous le nom d'appendicite plastique, il avait toujours trouvé du pus au cours de l'opération, quelle que fût d'ailleurs la période à laquelle l'opération avait été faite.

L'état général du malade donne aussi des renseignements importants.

Ordinairement, lorsque l'appendicite devient suppurée, l'état fébrile tend à s'accentuer et il n'est pas rare que la température atteigne 40°.

Quelquefois, au contraire, dans ces cas d'appendicite suppurée, la température s'abaisse et le pouls reste toujours aussi fréquent. Mais, c'est là un indice de gravité.

Ne peut-on pas se demander si ce signe n'indique pas en même temps que la suppuration est chose accomplie, le péritoine voisin commençant à réagir lorsque les produits septiques de la suppuration sont formés? (Monod et Vanverts.)

Un signe certain de la présence du pus, c'est la fluctuation; mais il ne faut pas l'attendre, car elle se produit trop tard pour qu'on puisse temporiser jusque-là sans danger.

Si le malade était abandonné à lui-même, la peau de la région deviendrait rosée, et souvent, on observe un léger œdème de la paroi.

Nous avons dit que l'on trouve à la percussion de la matité, nous devons ajouter que lorsque le foyer est retro cæcal, cette matité est remplacée par de la sonorité.

Il paraît donc qu'en présence d'un épais gâteau iliaque douloureux à la pression et de la persistance des signes cliniques, on n'ait guère de chances d'erreur en diagnostiquant un foyer purulent.

Tout le monde, il nous semble, en présence de tels symptômes, devrait être d'avis d'ouvrir le foyer purulent le plus rapidement possible et de se conduire ici comme en présence d'un abcès chaud ordinaire.

Agir ainsi, serait en conformité avec l'un des plus vieux principes de la chirurgie.

Cependant, loin de trouver dans cette tuméfaction iliaque une indication à l'intervention immédiate, certains chirurgiens y voient au contraire une raison de temporisation.

La tuméfaction prouvant l'enkystement des produits inflammatoires, ceux-ci sont peut-être encore susceptibles de résorption.

Il est vrai que la résolution admise par Roux (de Lausanne) se produit quelquefois ; à plusieurs reprises, Renvers a obtenu du pus en ponctionnant des tuméfactions dont la résolution s'est effectuée dans l'espace de quelques semaines.

D'ailleurs, ces cas, pour plusieurs chirurgiens, sont les meilleurs.

M. Routier disait, le 4 janvier dernier, à la Société de Chirurgie : « Le malade atteint d'appendicite qui fait un abcès est un malade qui veut guérir. Ce ne sont donc pas ces cas qui m'effraient et, pour eux, on pourrait attendre sans danger. »

« La formation d'une tuméfaction est d'heureux augure, elle permet d'attendre la résorption ou de n'intervenir qu'à bon escient. »

Nous n'ignorons pas, d'autre part, que l'abcès qui ne se termine pas par résolution peut s'ouvrir spontanément et c'est là, nous le reconnaissons, une terminaison quelquefois heureuse. Cet abcès, en effet, peut s'ouvrir soit à

la peau, — c'est très rare et presque toujours trop tardif.
— soit dans un des organes voisins de la collection purulente.

L'ouverture dans le cæcum est fréquente; elle se
produit moins souvent dans le rectum, le vagin ou la
vessie.

M. Brun (1) a publié une observation dans laquelle
l'abcès s'était fait jour à la fois dans la vessie et le péritoine.

Il est commun que l'abcès s'ouvre dans le péritoine
et une péritonite diffuse, rapidement mortelle, en est le
résultat ordinaire.

C'est la crainte de cet accident qui fait rejeter par
beaucoup la temporisation et qui pousse à l'intervention
dans les cas d'appendicite suppurée.

Il faut aussi avoir présent à l'esprit que l'appendicite
suppurée aboutit trop souvent, sans bruit, insidieuse-
ment, à des lésions cæcales secondaires qui, en cas de
survie, se traduisent par l'établissement d'un anus contre
nature ou de fistules pyo-stercorales difficiles à guérir, si
même elles ne causent pas la mort par pyléphlébite et par
suppuration du foie.

Quoi qu'il en soit, nous pensons qu'ici encore la temporisation ne peut être admise qu'à la condition que le
médecin suivra très assidûment son malade, car, d'un
moment à l'autre, l'intervention peut devenir urgente.

Nous sommes heureux de reproduire ici la déclaration
que faisait M. Hartmann, le 22 février dernier, à la Société de Chirurgie et dont, volontiers, nous ferions notre

______

(1) Brun. *Loc. cit.* p. 128.

formule thérapeutique dans les cas qui rentrent dans ce chapitre de l'appendicite circonscrite suppurée.

« J'ai recours au traitement médical, disait-il, dans les cas où je suis appelé près d'une appendicite qui évolue déjà vers la guérison, lorsqu'il existe spontanément un gâteau inflammatoire, signe de la limitation des lésions, n'hésitant cependant pas, même dans ces cas, à prendre le bistouri, si la matité ne diminue pas rapidement ; car, même la fièvre tombée, je pense que la persistance d'une matité étendue malgré le traitement médical, suffit pour motiver l'incision d'un abcès toujours existant en pareil cas. »

Manuel opératoire. — Evacuation du pus.

L'intervention décidée, il est bien entendu que dans les cas où l'abcès pointe, pour ainsi dire à fleur de peau, de la situation de cet abcès dépend la ligne d'incision.

Mais, en dehors de ces cas, en général, l'incision au-dessus de l'arcade de Fallope, décrite par Roux, est celle que l'on doit employer.

Le plus souvent, l'abcès est en rapport avec l'appendice et il siège alors « à l'extrémité du cæcum, dans l'angle formé en haut par cet intestin, en arrière et en dehors par la fosse iliaque. Cet espace est borné en dedans par des anses grêles, en avant par le péritoine pariétal antérieur ou par des anses accolées et par l'épiploon interposé.

« En pénétrant dans cette loge hypothétique par le bord externe de la fosse iliaque, on peut refouler en dedans tout ce qu'on rencontre (épiploon, anses soudées) et rester en dehors de la cavité péritonéale libre, pourvu qu'on ne prolonge pas trop les décollements en bas et en dedans (1) ».

L'incision aura une longueur de 15 à 18 centimètres chez les adultes, de 8 à 15 chez les enfants. Elle sera située à 1 centimètre environ de l'épine iliaque antéro-supérieure, mi-partie au-dessus, mi-partie au-dessous de cette épine.

On incise, couche par couche, jusqu'au fascia transversalis. « Arrivé sur le péritoine, on l'ouvre dans la partie supéro-externe de la plaie, là où l'on est sûr de rencontrer le cæcum ; l'index est alors engagé entre l'intestin qu'il refoule en dedans et la paroi abdominale externe ; puis, l'exploration et le décollement sont poursuivis jusqu'en arrière, lorsque le pus n'a pas jailli et que l'on a quelques raisons de placer le siège de l'abcès dans l'espace rétro-cæcal. Si l'on ne trouve rien, on termine peu à peu la section du péritoine et l'on continue à explorer la fosse iliaque, en ménageant les adhérences et en cherchant si c'est nécessaire à atteindre d'abord le point d'insertion de l'appendice d'où l'on est sûr de ne plus manquer le but. Si l'extrémité de l'appendice est difficile à trouver, c'est qu'elle est enfermée dans un paquet d'adhérences d'où l'on fera sortir le pus dans la plaie. » (Roux.)

Assez souvent, le péritoine pariétal est adhérent à l'intestin, au cæcum surtout ; alors le procédé opératoire ci-dessus décrit sera employé et il faudra redoubler d'atten-

______

(1) Roux (de Lausanne). *Revue médicale de la Suisse romande*, 1890, p. 325.

tion en approchant de la séreuse, car, en allant trop précipitamment, on courrait le risque d'ouvrir le gros intestin, comme il arriva dans un cas rapporté par M. Legueu (1). La blessure devra être fermée de suite, et souvent il n'en résultera aucun inconvénient; c'est d'ailleurs ce qui advint dans le cas de M. Legueu.

Mais, lorsqu'il n'y a pas d'adhérences, et c'est le cas lorsqu'on ne sent pas de plastron, de gâteau iliaque, il sera prudent de chercher l'abcès en décollant le péritoine comme pour la ligature de l'iliaque externe.

Il y a un autre signe que la constatation du plastron qui permette de reconnaître si le cæcum est adhérent ou non au péritoine pariétal et que nous trouvons indiqué par M. Jalaguier (2).

Lorsqu'on arrive sur le péritoine, après avoir sectionné les couches musculaires, on peut juger, dit-il, si le cæcum est adhérent à ce niveau ou bien si la cavité péritonéale est libre. Dans le premier cas, le tissu cellulo-graisseux sous-séreux est œdématié, quelquefois à demi-lardacé ou bien vascularisé et saignant à la coupe; le péritoine épaissi et opaque se laisse difficilement distinguer et il faut l'inciser avec la plus grande précaution, sous peine de blesser l'intestin. Dans le second cas, la couche sous-séreuse a un aspect normal et le péritoine est resté mince, souple et transparent; souvent, il laisse apercevoir l'épiploon ou l'intestin glissant au-dessous de lui sous l'influence des mouvements respiratoires.

____

(1) F. LEGUEU. *Loc. cit.*, p. 34.
(2) JALAGUIER. *Loc. cit.*, p. 683.

S'il n'y a pas d'adhérences, on peut presque toujours conclure qu'il y a un abcès rétrocæcal que l'on peut atteindre par la voie sous-péritonéale.

Dans les cas douteux, M. Jalaguier conseille de commencer par décoller le péritoine en s'enfonçant vers la fosse iliaque, quitte à inciser la séreuse si on ne trouve rien.

Quand on ouvre le péritoine non adhérent, on doit refouler d'abord les anses d'intestin grêle, ainsi que l'épiploon, et les recouvrir de compresses aseptiques, de façon à les isoler et les protéger le mieux possible.

Puis, ces précautions prises avec le plus grand soin, on incise l'abcès.

Quand il n'y a pas d'adhérences entre la paroi et le foyer suppuré, M. Quénu n'est pas partisan de l'incision de l'abcès.

Il a exposé sa manière de faire dans une note manuscrite adressée à M. Jalaguier (1) et que nous reproduisons. « Le but essentiel de l'opération, dit-il, est de donner issue au pus sans diffuser l'infection. Le péritoine étant incisé, ou bien l'on tombe dans un abcès qui était ilio-inguinal et il n'y a alors qu'à le drainer, ou bien on se trouve dans la cavité péritonéale libre, le foyer étant rétro ou sous-cæcal ; dans mes premières communications (2) je conseillais en pareil cas d'appliquer de la gaze iodoformée au contact du phlegmon, afin de tracer au pus la voie à suivre : je vais plus loin aujourd'hui.

____

(1) JALAGUIER, *loc. cit.*, p. 684.
(2) QUÉNU. *Société de chirurgie*, le 17 juillet 1893.

1° Lorsque la masse phlegmoneuse est petite et que, d'après les constatations faites *de visu*, je m'attends à l'issue d'une petite quantité de pus, je soulève avec précaution le cæcum et détache en un point limité les adhérences molles, après avoir bien protégé les alentours de compresses stérilisées, puis je recueille au fur et à mesure qu'il apparaît le liquide septique, à l'aide de tout petits tampons montés au bout d'une pince, proscrivant tout lavage et toute manœuvre digitale et me bornant à drainer;

2° Lorsque le foyer est ou paraît volumineux, avant d'y pénétrer, je suture, par un surjet rapide, le cæcum au péritoine pariétal, isolant ainsi d'avance la grande cavité abdominale de la voie que va suivre la suppuration;

3° Quand le foyer enfin est méso-cœliaque, je me borne au tamponnement à la gaze iodoformée. »

Chez la femme, il arrive quelquefois que l'abcès est plus accessible par le cul-de-sac postérieur. On profite alors de cette voie et on pratique pour l'inciser une colpotomie postérieure.

Dans les cas d'appendicite avec foyer pelvien, on incise l'abdomen sur la ligne médiane et on opère exactement comme dans le cas d'annexite suppurée, allant directement à la recherche du foyer prérectal. M. Hartmann rapportait à la Société de Chirurgie, le 22 février dernier, qu'il a eu, en employant ce procédé, quatre succès dans quatre cas d'appendicite pelvienne.

Recherche et extirpation de l'appendice.

L'appendice étant la cause première de l'infection, il

est certain que sa recherche puis son ablation constituent
la partie essentielle de l'opération. Si en effet on le laisse
en place, les récidives sont à craindre (voir Obs. XVII et
XVIII) ainsi que les fistules consécutives.

Tout le monde est d'avis que théoriquement l'ablation de l'appendice est indispensable : mais pratiquement
c'est autre chose.

Parfois, l'appendice est complètement détaché et libre
dans le foyer purulent (voir Obs. X et XXX), alors rien
n'est plus simple que de l'enlever. C'est là un cas qui n'est
pas très commun.

Assez souvent l'appendice est aisément trouvé et relativement mobile ; alors, le plus souvent on arrivera
sans difficulté à le lier et à le réséquer : puis on cautéri-
sera le moignon au thermo.

Fréquemment l'appendice ne se présente pas sous le
doigt, même après quelques recherches qu'il ne faut pas
prolonger. On devra alors le laisser en place, quitte à
l'exciser à froid s'il y a de nouveaux accidents. (Obs.
XXIV et XXVIII).

On se conduira de la même façon si l'appendice est
accolé à la paroi du foyer purulent ou perdu au milieu
d'adhérences ; on s'exposerait, en cherchant à le libérer,
à déchirer l'intestin ou les adhérences qui circonscrivent
le foyer.

M. Routier (1) se contente de l'évacuation du pus et
du drainage du foyer, que celui-ci soit directement sous
la paroi ou qu'il faille pour l'ouvrir repousser un certain

______

(1) M. Routier. *Société de chirurgie.* 4 janvier 1899.

nombre d'anses intestinales souvent enflammées, mais non adhérentes, quelquefois parfaitement saines. Si l'appendice ne lui vient pas dans la main, il le laisse ; mais il déclare qu'il sait qu'alors il fait une opération incomplète et un certain nombre de malades ainsi opérés ont souvent besoin d'une opération plus radicale secondairement.

M. Razy disait à la Société de chirurgie, le 4 janvier dernier : Je dois dire que lorsqu'on a ouvert simplement l'abcès, il est bien rare qu'on soit obligé d'intervenir de nouveau. Cela m'est arrivé pourtant. Il s'agissait d'un enfant auquel j'avais incisé une collection suppurée : deux mois après, rechute. J'ouvre l'abdomen en passant par ma première incision et je trouve immédiatement derrière la paroi l'appendice que je n'avais pas vu la première fois et je le réséquai. Le malade guérit. (Voir Obs. XXIX).

M. Ricard (1) pense que le chirurgien doit faire tous ses efforts pour rechercher l'appendice au milieu des fausses membranes et des collections purulentes et que, dans l'immense majorité des cas, il le trouvera. Mais quelquefois, ajoute-t-il, il convient de ne pas trop insister dans la recherche d'un appendice perdu au milieu des fausses membranes qui agglutinent les anses intestinales altérées. N'y a-t-il pas des cas d'ailleurs où l'appendice a été complètement gangrené, détruit, et où le chirurgien prolongerait inutilement et dangereusement la recherche d'un appendice qui n'existe plus ?

---

(1) M. RICARD. *Société de chirurgie*, 11 janvier 1899.

En résumé, la résection de l'appendice sera le but que le chirurgien se propose d'atteindre.

Dans presque tous les cas, il y réussira, mais il est des cas exceptionnels où ce serait une faute de s'obstiner dans ces recherches.

M. Brun (1) estime que si l'ouverture simple de l'abcès est dans bien des cas suivie de guérison, il n'en est pas moins vrai que les observations ne sont pas rares où une fistule longtemps persistante a nécessité une intervention secondaire et n'a guéri qu'après résection de l'appendice. Deux fois il a dû intervenir dans ces conditions et les appendices qu'il a extirpés présentaient des lésions qui, très certainement, dit-il, n'auraient jamais guéri spontanément ; c'est pour cela que, toutes les fois qu'il le peut, il cherche dès sa première intervention à enlever l'appendice, ne craignant pas de fouiller pour le découvrir, les fausses membranes épaisses qui le plus souvent l'entourent ; il n'a du fait de ces manœuvres jamais observé aucun accident.

Sonnenburg (de Berlin), un des chirurgiens qui se sont le plus occupés à l'étranger de l'appendicite, écrivait (2) dernièrement qu'il est complètement d'avis qu'il vaut mieux respecter l'appendice que de l'enlever au prix d'accidents généraux septicémiques ou d'une péritonite. « Il n'y a pas de doute, dit-il, que cette pratique prudente qui se borne à l'incision de l'abcès, n'en a pas moins

---

(1) F. Brun. *Loc. cit.*, p. 138.
(2) *Société de chirurgie de Paris*, 1899, p. 222.

permis des guérisons définitives. Car souvent l'appendice lui-même est détruit par la suppuration ou la gangrène.

Mais ces cas-là sont néanmoins rares : l'incision seule ne suffit pas toujours, l'appendice malade, resté en place, occasionne de nouvelles attaques, la maladie recommence. C'est en raison d'observations pareilles que nous essayons toujours, quand nous opérons à chaud, la résection ou mieux l'amputation totale de l'appendice. Quand il y a abcès, la recherche et l'ablation de l'appendice est d'autant plus nécessaire que, très souvent, derrière l'appendice, se trouve un second abcès qu'on n'aurait pu trouver d'une autre manière. Nos expériences à ce sujet, ajoute-t-il, nous ont montré que ladite recherche et l'amputation de l'appendice, quand on opère à chaud, ne causent ni danger ni autre complication. La condition est qu'il ne s'agisse, en effet, que d'une pérityphlite avec abcès péri-appendiculaire bien limité et qu'il n'existe qu'un seul abcès. »

En terminant, Sonnenburg apporte sa statistique personnelle de ces dernières années, qui comprend 340 interventions pour appendicite, sur lesquels 125 cas d'appendicite perforante avec abcès péri-appendiculaire opérés à chaud.

Dans 92 de ces 125 cas la résection de l'appendice a été pratiquée.

Dans les 33 autres cas l'appendice n'a pas été réséqué, soit qu'il fût déjà détruit, soit qu'il fût trop adhérent.

Ces 125 cas ont donné 125 guérisons définitives.

Il peut se faire qu'entre les mains de chirurgiens aussi

autorisés en l'espèce que Sonnenburg (1) et M. Brun, les recherches et l'extirpation de l'appendice ne soient pas dangereuses, mais nous estimons qu'en général il est préférable d'être sobre de manœuvres dans le foyer péri-appendiculaire.

Une fois l'abcès incisé, l'appendice réséqué ou non, on y placera deux gros drains.

On entourera le foyer de gaze aseptique pour l'isoler, s'il ne l'est déjà par des adhérences, de la grande cavité péritonéale dans le but d'éviter l'infection de cette cavité.

Puis, la plaie opératoire, rétrécie seulement par quelques points de suture, sera laissée béante en son milieu pour donner une large issue au pus formé.

Nous pensons qu'on devra s'abstenir de lavages qui pourraient être dangereux; car il serait possible que le liquide, détruisant les adhérences souvent délicates qui limitent le foyer, soit une cause d'infection pour la grande cavité péritonéale.

En général les suites opératoires sont très simples. L'écoulement purulent, assez abondant les premiers jours, diminue progressivement. Lorsqu'il est tari, on supprime le drainage. La plaie est d'ordinaire 4 ou 5 semaines avant de se cicatriser complétement.

----

(1) Sur 125 interventions pour abcès péri-appendiculaires, Sonnenburg a réséqué 92 fois l'appendice et il nous semble que pour que sa statistique fut complète, il aurait dû indiquer combien de fois dans les 33 autres cas, l'appendice a été vu par lui, mais lui a paru trop adhérent pour qu'il le résèque.

La guérison, cependant, se fait plus longtemps attendre lorsque l'écoulement est pyo-stercoral, par suite d'une perforation de l'appendice ou du cæcum; dans ce cas le trajet devient fistuleux et peut ne se fermer que plusieurs mois après l'opération.

Si cette fistule persiste, une seconde intervention est nécessaire pour en débarrasser le malade.

Résultats.

D'ordinaire lorsque l'abcès est enkysté, les résultats immédiats de l'opération sont très satisfaisants.

Les résultats éloignés ne le sont en général guère moins.

Cependant si l'on a pas enlevé l'appendice, il peut y avoir des récidives qui sont une indication d'intervention à froid.

Souvent, il n'en est pas ainsi et l'appendice se transforme, s'atrophie ou même il est éliminé par sphacèle.

Il arrive quelquefois, plus souvent qu'après l'intervention à froid, que l'on constate au niveau de l'incision une tendance à l'éventration et même une véritable hernie.

C'est pourquoi il sera bon de conseiller aux opérés le port d'une ceinture avec pelote. Mais cette précaution ne sera pas toujours suffisante et on sera obligé, dans certains cas, de recourir à la cure radicale de cette éventration.

En 1897 et 1898, M. Routier, sur 33 interventions pour appendicites aiguës, localisées avec ou sans abcès, a eu 32 succès ; et si l'on réunit les chiffres de MM. Walther, Routier, Nimier, Brun, Gérard-Marchant, Kirmisson, Broca, Dieulafoy et Chaput, on trouve 146 cas opérés à chaud avec 6 morts, soit 4 pour 100 de mortalité.

Péritonite généralisée.

Lorsqu'on est en présence d'un malade atteint d'appendicite et présentant des symptômes de péritonite généralisée, nous pensons, qu'à part de rares exceptions, c'est au traitement chirurgical que l'on doit avoir recours.

Cependant, il y a des cas où la temporisation sera avantageuse.

Tel, par exemple, celui que rapportait M. Reynier, le 18 janvier 1899, à la Société de chirurgie.

Il s'agissait d'une femme de cinquante ans, diabétique, 150 grammes de sucre, et albumine dans les urines, très obèse, panicule graisseux abdominal de plus de 5 centimètres d'épaisseur.

Prise le samedi de phénomènes d'appendicite, elle avait vu un chirurgien qui conseilla l'intervention immédiate.

M. Reynier, appelé le soir, trouve une femme avec un faciès péritonéal, une respiration rapide, un pouls petit, vomissements fécaloïdes, température basse, et s'oppose à l'intervention ne constatant aucun phénomène de localisation.

Dans un milieu qui n'était nullement préparé, avec une pareille couche de graisse à inciser, il ne cache pas à la famille que, si l'état est grave, il considère cependant que la malade a plus de chances de s'en tirer sans opération qu'avec une intervention. On met de la glace sur le ventre. M. Reynier prescrit, en outre, de la caféine, et grâce à cette thérapeutique, il a eu la joie de voir se localiser l'affection et la malade finir par se guérir sans intervention.

Cela se passait il y a 4 ans ; le diabète a été soigné, et la malade se trouve actuellement dans un état florissant.

Laissons de côté les cas exceptionnels, et nous pourrons dire que l'intervention chirurgicale est le traitement de choix de la péritonite généralisée.

Cette intervention devra être effectuée le plus rapidement possible.

Les chances de succès sont d'autant plus grandes que l'on intervient à une époque plus rapprochée du début de l'affection.

W. Meyer (1) dit même, à ce propos, que ce n'est pas une question d'heures, mais une question de minutes.

Cependant, si la température est basse, le pouls rapide, les extrémités déjà refroidies, il faut pratiquer avant l'intervention des injections de sérum, de caféine, et réchauffer le malade par des linges chauds et des boules d'eau bouillante.

Opération.

L'intervention décidée, on aseptisera par les moyens ordinaires la paroi abdominale et le malade sera soumis à l'anesthésie générale.

C'est à la laparotomie médiane que l'on donne généralement la préférence.

______

(1) W. MEYER. *Medic. Rec.*, 29 février 1896.

M. Legueu (1) agit suivant les indications cliniques qu'il retire de l'examen du malade. Quand la péritonite est évidente, mais quand l'origine appendiculaire de cette péritonite n'est pas prouvée et reste douteuse, il incise d'abord sur la ligne médiane et, une fois l'appendicite reconnue, il fait une incision complémentaire sur le trajet du cæcum. Au contraire, lorsque l'appendicite ne fait pas de doute, mais que la péritonite n'est pas absolument confirmée, il incise d'abord à droite, et il complète plus tard son intervention, s'il y a lieu, par une incision sus-pubienne.

Quelle que soit, d'ailleurs, l'incision pratiquée, on trouve les anses intestinales distendues et en contact intime avec la paroi; c'est pourquoi l'incision, qui sera longue de 12 centimètres environ, devra être faite prudemment.

A l'incision du péritoine, il s'écoule du pus louche et fétide, quelquefois de la sérosité louche, ressemblant à du bouillon sale.

Les anses intestinales sont fréquemment agglutinées par des fausses membranes ou du pus concreté.

L'abdomen ouvert, on cherche le cæcum, que l'on trouve souvent tuméfié.

Quant à l'appendice, il est parfois nécessaire de faire une contre-ouverture latérale pour le découvrir, si primitivement on a fait une incision médiane.

Quelquefois, on n'arrive pas facilement à trouver l'appendice.

____

(1) LEGUEU. *Loc. cit.*, p. 30.

Mais, son extirpation ne constitue pas un temps absolument nécessaire de l'intervention et on évitera de se livrer, pour le découvrir, à des recherches pouvant être à la fois pénibles et dangereuses, et qui auraient tout au moins l'inconvénient de prolonger une opération qui doit être faite rapidement.

Donc, si on ne peut atteindre facilement l'appendice, on le laissera en place.

M. Jalaguier (1) pense que dans les péritonites généralisées, qu'il a appelées à grands enkystements, dans lesquelles on trouve presque toujours 3 ou 4 collections purulentes plus ou moins séparées, que la règle générale est de ne pas chercher l'appendice; qu'il vaut mieux alors l'abandonner, s'il ne se présente pas immédiatement, plutôt que de compliquer et de prolonger l'opération.

Mais il est, au contraire, d'avis que dans les péritonites vraiment diffuses, sans traces d'enkystement, que l'excision de l'appendice — facile, du reste, dit-il, — est la seule chance de salut.

Que l'appendice soit ou non réséqué, que faut-il faire lorsque le foyer est évacué? Tout le monde est d'accord pour dire qu'il est indiqué de drainer largement et de refermer la plaie seulement en partie.

On aura soin de séparer les drains de la cavité péritonéale et des intestins en interposant des mèches de gaze stérilisée.

Les avis sont partagés sur la question des lavages du péritoine.

____

(1) Jalaguier. *Loc. cit.*, p. 685.

M. Jalaguier (1) écrit à ce propos qu'il faut distinguer suivant les cas. Le lavage est indiqué, dit-il, dans la péritonite purulente à grands enkystements; on le fera aussi complet que possible avec de l'eau boriquée chaude, ou avec de l'eau salée stérilisée.

Pour la péritonite diffuse sans adhérences, le lavage qui ne saurait prétendre à être complet lui semble plutôt nuisible qu'utile.

M. Legueu (2) se déclare partisan convaincu du lavage avec Cordier, Hadra, Barling, P. Gould, Berger, Delbet, etc., et il proteste contre l'opinion de Kœrte, qui considère comme impossible et irréalisable la désinfection du péritoine.

Nous pensons que le lavage du péritoine peut toujours être fait; car, si la péritonite est vraiment généralisée, on n'a pas à craindre la diffusion de l'infection; si, au contraire, on est en présence d'une péritonite purulente à grands enkystements, on pourra éviter de généraliser l'infection, en ayant soin de faire le lavage sous faible pression.

Ce lavage sera fait à l'eau stérilisée chaude ou à l'eau salée à 7/1000. On ne devra pas employer de solution antiseptique, même faible.

On cherchera, en dirigeant la canule de l'injecteur, en tous sens et particulièrement en bas, à obtenir l'évacuation la plus complète possible des produits septiques.

---

(1) *Loc. cit.*, p. 685.
(2) Legueu. *Loc. cit.*, p. 30.

Soins post-opératoires.

On laissera le malade sans lui faire ni pansement, ni lavage pendant 4 jours, si tout va bien.

On se contentera de relever ses forces à l'aide d'excitants divers.

On lui fera prendre du champagne, du Todd, et on pourra y joindre des injections sous-cutanées de sérum artificiel.

Au bout de 8 jours, on enlèvera les mèches de gaze qui entourent les drains ; quant à ces derniers, il est prudent de les laisser plus longtemps en place.

A la suite des interventions pour péritonites généralisées, on observe presque toujours de la parésie intestinale.

En général, les lavements, les laxatifs suffisent pour la vaincre.

Résultats. — Symptômes.

Les résultats obtenus par le traitement chirurgical sont loin d'être brillants, et cependant il y a encore quelques succès alors que sans l'intervention l'issue fatale est presque la règle.

Voici quelques chiffres que nous trouvons dans la thèse de Houzé (1) :

M. Quénu 1 succès sur 2 cas.

M. Berger 1 succès sur 6 cas.

M. Schwartz 1 succès sur 5 cas.

---

(1) Houzé. *Thèse*, Paris. 1895.

M. Demoulin (1) a réuni 89 cas avec 29 guérisons.

Mac Burney, sur 24 cas, a eu 14 guérisons.

Richardson (2), sur 32 cas, a eu 9 guérisons.

M. Routier (3), sur 24 cas, a eu 13 guérisons.

M. Guillemain 1 cas suivi de succès.

M. Gérard-Marchant (4) sur 5 opérations 2 guérisons.

M. Chaput (5) réunissant sa statistique aux chiffres communiqués par MM. Walther, Routier, Nimier, Brun, Gérard-Marchant, Kirmisson, Broca, Dieulafoy, arrive à 102 interventions pour péritonite généralisées avec 80 morts, soit 80 pour 100 de mortalité.

La statistique de Sonnenburg (6) donne en bloc, sur 20 cas, 5 guérisons.

Mais ce chirurgien sépare les cas en 2 groupes, savoir : 8 opérations pour péritonite fibrino-purulente progressive, avec 5 guérisons et 3 morts ; 12 opérations par péritonite septique diffuse, avec 12 morts.

Les résultats des interventions de M. Jalaguier (7) se rapprochent de ceux de Sonnenburg. Il est intervenu 25 fois pour des péritonites généralisées et n'a obtenu que 5 guérisons.

13 fois, il a eu affaire à des péritonites avec adhérences et grands enkystements, c'est dans cette série qu'il compte les 5 cas de guérison.

---

(1) Demoulin. *Archives générales de méd.*, juin 1894.
(2) Richardson. *Amer. journal of med. Sciences*, janvier 1894.
(3) Routier. *Société de chirurg.*, 15 février 1899.
(4) *Société de Chirurgie*, 22 février 1899.
(5) *Société de Chirurgie*, 1er mars 1899.
(6) Sonnenburg. *Deutsche Zeit. für chir.*, 38, 2-3, p. 155.
(7) Jalaguier. *Loc. cit.*, p. 686.

12 fois, M. Jalaguier a rencontré la péritonite septique diffuse et ses 12 opérés ont succombé.

Cette lugubre série l'avait presque amené à conclure à l'abstention dans cette forme terrible de la péritonite appendiculaire.

Un succès récent, obtenu par M. Brun, tend à modifier sa manière de voir et il est décidé à intervenir encore, à l'occasion, mais seulement dans les premières heures de la péritonite.

Nous ajouterons qu'il nous paraît très difficile de distinguer cliniquement les deux formes de péritonite généralisée.

M. Jalaguier (1) pense que dans beaucoup de cas on peut arriver à les distinguer l'une de l'autre, sinon avec une certitude absolue, car il peut exister des cas mixtes, du moins avec une précision suffisante pour qu'il soit permis de tenir compte de ce diagnostic dans l'appréciation des indications opératoires.

Cependant, nous ne croyons pas pouvoir mieux terminer ce chapitre qu'en exposant les symptômes de ces deux formes de péritonite, tels que M. Jalaguier les a décrits lui-même.

La *péritonite septique diffuse* débute fréquemment comme une vulgaire indigestion: la douleur abdominale n'est ordinairement pas très vive et il faut penser à explorer la fosse iliaque droite pour la réveiller. Il n'est pas

---

(1) JALAGUIER. *Mercredi médical,* 7 août 1895.

rare que les malades accusent une simple douleur épigastrique. Les vomissements font rarement défaut au début; mais ils peuvent être réduits à une ou deux évacua-
tions alimentaires ou bilieuses. Quelquefois, il y a de la
constipation, mais la diarrhée est bien plus fréquente:
aussi, cette forme est-elle rarement prise par une occlusion intestinale.

Le météorisme, peu marqué au début, manque parfois presque absolument; lorsqu'il existe, il occupe surtout la région ombilicale et l'épigastre. La température,
qui s'élève vers 39° ou même plus haut pendant les premières 24 ou 36 heures, s'abaisse d'ordinaire, à partir du
2° ou 3° jour, à 37°, 37°5, dans le rectum, pendant que
la fréquence du pouls augmente en même temps que sa
force diminue. Souvent, le pouls est irrégulier; le nombre et la force des pulsations varient d'une heure à l'autre. La respiration est accélérée, mais, cependant, presque
toujours régulière et abdominale, car l'abaissement du
diaphragme est peu ou pas douloureux. La langue est
habituellement humide, saburrale, rouge à la pointe et
sur les bords. Le faciès du malade est caractéristique;
non seulement il a l'aspect péritonéal, mais il est terreux
et plombé; souvent les sclérotiques prennent une vague
coloration jaunâtre, ocreuse. On a l'impression que l'or-
ganisme est très profondément touché. La palpation du
ventre est, souvent, presque indolore et les muscles ne
sont même pas contracturés. Ce sont les cas les plus graves. La percussion la plus minutieuse ne révèle aucune
matité, au moins à une époque rapprochée du début;
plus tard, on peut trouver de la submatité ou même de

la matité en divers points, notamment au-dessus des arcades crurales. Le toucher rectal qu'on doit toujours pratiquer peut donner d'utiles renseignements en faisant reconnaître la réplétion des culs-de-sac péritonéaux; mais, tout à fait au début, on ne trouve rien.

En somme, ce qui caractérise cette forme c'est l'absence presque complète de retentissement péritonéal.

Aussi, bien souvent, des observateurs, même prévenus, peuvent-ils penser pendant trois ou quatre jours, soit à un simple embarras gastrique, soit à une grippe avec déterminations gastro-intestinales (M. Jalaguier a vu deux enfants chez lesquels, outre des symptômes légers d'indigestion, il n'y avait qu'une douleur *à la nuque*) soit à une fièvre typhoïde au début, soit, enfin, à une obstruction intestinale; mais cette dernière erreur de diagnostic n'est pas ici très commune, car, le plus ordinairement, il existe de la diarrhée.

La *péritonite purulente* proprement dite débute, en général, d'une manière beaucoup plus bruyante: les douleurs spontanées sont plus vives, plus nettes; leur maximum siège dans l'une ou l'autre fosse iliaque, le plus souvent à droite, mais assez fréquemment aussi à gauche. Les vomissements répétés, tenaces sont la règle; d'abord alimentaires, ils deviennent bientôt bilieux, puis porracés. Les selles sont le plus souvent supprimées au point qu'on diagnostique couramment une *occlusion intestinale*.

Dans quelques cas, cependant, on note de la diarrhée, mais c'est un fait très rare. Pendant les premières périodes, les muscles abdominaux sont contracturés; mais, bientôt, survient un météorisme qui a toujours paru à M. Jalaguier plus général et plus marqué que dans la forme septique diffuse.

La température et le pouls, bien que présentant presque toujours une certaine discordance, sont, cependant, moins nettement dissociés ; la respiration est plus anxieuse, plus courte, moins abdominale, parce que l'abaissement du diaphragme est plus douloureux.

Le facies, toujours très altéré, n'a cependant pas au même degré que dans la forme précédente l'aspect plombé.

La palpation du ventre est douloureuse, surtout dans les fosses iliaques et au-dessus du pubis : souvent, on note, sinon des douleurs de cystite, du moins des envies fréquentes d'uriner. La percussion donne presque toujours de la sonorité, car le pus est accumulé profondément au-dessous des anses intestinales agglutinées. Jamais, ou presque jamais, on ne trouve cette plaque d'induration iliaque qui est si caractéristique de l'appendicite circonscrite. En revanche, le doigt introduit dans le rectum reconnaît très souvent une accumulation de liquide dans l'excavation.

M. Jalaguier ajoute que, très fréquemment, il a observé dans cette forme la dilatation des veines sous-cutanées abdominales au-dessus des arcades de Fallope, et quelquefois, un œdème très léger, une sorte de boursouflure du tissu cellulaire sous-cutané, et jamais il n'a constaté ces deux signes avec la même netteté dans les cas de péritonite septique diffuse.

En résumé, on peut dire que, dans la forme diffuse, les symptômes de réaction inflammatoire sont tellement atténués qu'ils peuvent presque passer inaperçus, tandis que dans l'autre forme on a véritablement affaire à des symptômes de *péritonite*.

Appendicite à froid.

La première intervention à froid dont nous trouvons la relation a été pratiquée à Londres par Treves, le 16 février 1887. Il s'agissait d'un homme de 34 ans qui avait eu trois attaques d'appendicite. L'opération a été décrite par Treves, le 14 février 1888, à la Société médico-chirurgicale de Londres (1).

La première intervention à froid publiée en France a été pratiquée par M. Schwartz, qui en a fait l'objet d'une communication à la Société de chirurgie, le 18 mars 1891.

Il s'agissait d'un jeune homme de 18 ans, atteint depuis 14 mois d'accidents douloureux dans la fosse iliaque droite, en poussées survenant tous les mois, chaque fois qu'il voulait se remettre à son travail. Une nouvelle et dernière poussée consistait en douleurs excessivement violentes, constipation, nausées. Lorsque M. Schwartz vit ce malade pour la première fois, un mois avant l'opération, il était dans une période de calme. A l'examen, on constatait dans la fosse iliaque droite une tumeur allongée, grosse comme le petit doigt, très douloureuse à la palpation, surtout en dehors et plus dure en un point.

M. Schwartz diagnostiqua une appendicite à répétition avec corps étranger probable et dilatation kystique de l'appendice.

Le jeune malade demandait absolument à être opéré, c'est ce qui fut fait le 17 mars 1891.

____

(1) Medico-chirurgical transactions published by *The royal medical and chirurgical Society of London*, vol. LXXI, p. 163.

Laparotomie par une incision commençant au-dessus de la crête iliaque et suivant jusqu'au milieu de l'arcade crurale à un travers de doigt au-dessus d'elle. On arrive rapidement sur le cæcum, puis sur la tumeur qui se continuait avec lui et n'était autre que l'appendice iléo-cæcal épaissi, adhérent par toute son extrémité à la fosse iliaque, tandis que la partie cæcale était libre dans la cavité péritonéale. On sentit facilement dans l'extrémité de l'appendice un point dur, mobile ; c'était nettement un corps étranger. Détachement des adhérences et libération complète de l'appendice. Section à un demi-centimètre du cæcum. Sutures de Lembert sur le petit moignon désinfecté à l'eau phéniquée forte, avec de la soie. Il est fixé par un fil en anse et amené au dehors contre la paroi abdominale, pour que si une infection quelconque se produisait à ce niveau, l'on pût immédiatement retrouver le corps du délit. Suture de la paroi en étages : au catgut, péritoine, muscles, aponévroses. Suture de la peau aux crins de Florence. Pas de drainage.

L'appendice est long de 6 à 7 centimètres, en massue, à parois épaissies, présentant dans son extrémité un corps étranger, très dur, allongé, ressemblant à un pépin d'orange et qui n'est probablement qu'un calcul fécal.

Nous trouvons dans la thèse de Damaye une statistique portant sur 181 opérations à froid, dont 178 avec guérison et 3 avec décès : cela donne une mortalité de 1,65 pour 100.

Treves a pratiqué jusqu'à ce jour, plus de 400 interventions à froid, toutes suivies de succès, sauf une seule.

Pendant l'année 1898, il y a eu à l'hôpital Bichat, dans le service de M. Terrier 14 interventions à froid, toutes suivies de guérison.

D'autre part, M. Chaput (1) réunissant les chiffres com-

____

(1) *Société de chirurgie*, 1ᵉʳ mars 1899.

muniqués à la Société de chirurgie par MM. Walther, Routier, Nimier, Brun, Gérard-Marchant, Kirmisson, Broca, Dieulafoy, et y joignant sa statistique, arrive à un total de 131 opérations à froid sans un seul décès.

Au Congrès de chirurgie de 1895, Roux (de Lausanne) apporte une série de 95 appendicites opérées à froid sur lesquelles il a eu un seul cas de mort ; c'est, sans doute, ce qui l'a porté à écrire, en parlant de l'intervention à froid : « C'est une opération idéale, assez facile : elle supprime l'épée de Damoclès, toute chance de récidive et elle n'affaiblit point la paroi abdominale ».

Avantages de l'intervention à froid.

L'intervention à chaud doit être considérée comme une opération d'urgence, tandis que l'intervention à froid est l'opération de choix dans le traitement chirurgical de l'appendicite et, suivant l'expression de M. Lejars (1), nous ne désirons qu'une seule chose c'est d'opérer à froid le plus souvent possible. L'intervention complexe parfois est bénigne généralement, la guérison est simple et le plus souvent elle s'accomplit, pourrait-on dire, dans les conditions les plus agréables pour le chirurgien et pour le malade.

Le chirurgien obligé d'intervenir pendant une crise se trouve en présence d'un malade fatigué par la douleur et le manque de repos. De plus, l'intestin est parésié par l'inflammation et l'opium que l'on a souvent administré

----

(1) *Société de chirurgie,* 18 janvier 1899.

dès le début de l'affection. En outre, lorsqu'on opère à chaud, on trouve fréquemment des collections purulentes qui sont circonscrites par des anses intestinales agglutinées. Il peut être difficile de séparer ces anses intestinales sans que le pus ne vienne en contact avec les anses voisines : d'où un danger pour la grande cavité péritonéale.

Tandis qu'au contraire dans l'intervention à froid le malade est dans de meilleures conditions : son état général a pu être remonté par un régime tonifiant. L'abcès, s'il y en a, est toujours de minime importance.

Enfin, au point de vue de l'éventration, la plaie abdominale peut être soigneusement suturée en étages de façon à refaire une paroi solide et la plupart du temps, le drainage peut être évité ; tout au plus, dans le cas où l'on a trouvé un peu de pus, est-il nécessaire de laisser dans la plaie une petite mèche de gaze stérilisée.

Mais encore faut-il que l'appendicite aiguë ne compromette pas la vie du patient et que l'on ne soit pas contraint, par des symptômes inquiétants, à intervenir à chaud.

Comme nous l'avons déjà dit au sujet des appendicites paraissant légères et dans lesquelles le traitement médical est institué, nous pensons que, si ce traitement était bien appliqué, on pourrait souvent éviter des interventions à chaud.

« Si l'appendicite est prise dès le début, dit M. Reynier (1), si elle est bien soignée et par là j'entends l'immobilisation absolue, la glace largement appliquée sur le

---

(1) *Société de chirurgie*, 18 janvier 1899.

ventre, et d'une façon continue, l'absence de purgations intempestives, l'appendicite dans ces conditions évoluera le plus souvent, je dirais presque toujours, sans accidents inquiétants, et pourra être opérée en toute sécurité à froid. »

En examinant la statistique donnée par M. Walther (1) pour ses interventions en 1896, on trouve que sur 170 opérations, il y a :

5 résections à froid de l'appendice. . . .	5 guérisons.	
2 ouvertures de foyers de péritonite enkystée.	2	—
10 opérations en pleines crises aiguës. . . .	9	—

Et le décès provient d'une péritonite diffuse sur trois interventions dans des cas semblables.

A cette époque, M. Walther intervenait le plus tôt possible dans toutes les appendicites aiguës, sauf dans les cas très légers.

Actuellement, il n'intervient guère d'urgence que dans les cas très graves de péritonite septique ; et voici la statistique de 1898, qui comprend 270 opérations réparties de la façon suivante :

23 résections à froid de l'appendice. . . .	23 guérisons.	
2 ouvertures de foyers de péritonite enkystée.	2	—
2 péritonites généralisées.	1	—

Sur les 25 premiers cas, 11 fois M. Walther a pu suivre, parfois dès le début, l'évolution des accidents ; il s'est toujours attaché à l'observation stricte du traitement médical. Dans presque tous les cas, l'amélioration a été assez rapide ; un empâtement plus ou moins considérable

---

(1) *Société de chirurgie*, 1er février 1899.

dans la fosse iliaque a témoigné de la localisation de la péritonite et s'est résorbé progressivement. Deux fois seulement, au bout d'une huitaine de jours, il a dû ouvrir une collection de péritonite enkystée qui grossissait malgré le traitement. Chez les autres malades, la résorption du foyer a été complète et il a pu enlever, vingt ou trente jours plus tard, l'appendice dans les meilleures conditions.

En résumé, les résultats obtenus en 1896 et en 1898 par M. Walther sont sensiblement identiques et pendant ces deux années il a suivi une conduite toute différente. Pourtant, il donne la préférence à sa façon de faire en 1898 parce qu'elle lui a permis d'intervenir plus souvent à froid.

Ainsi donc, presque tous les chirurgiens sont d'accord pour intervenir à chaud le moins souvent possible. Et cela, parce que, si en pleine appendicite aiguë on fait ce que l'on peut, à froid on fait ce que l'on veut : on est presque certain d'enlever l'appendice.

Indications de l'intervention.

Il y a des chirurgiens qui après une appendicite grave interviennent à froid d'une façon pour ainsi dire constante. Il y en a même qui après une atteinte légère conseillent l'extirpation de l'appendice à froid.

Treves (1), dans son mémoire de 1893, dit que l'opération est nécessaire dans les cas suivants :

1° Les attaques ont été nombreuses ;

______

(1) Treves. *British medical Journal*, 22 avril 1893.

2° Elles augmentent en fréquence et en intensité ;

3° La dernière attaque a été assez intense pour mettre la vie du malade en danger ;

4° Les attaques répétées empêchent le malade de fournir aucun travail régulier ;

5° Grâce à la persistance de quelques symptômes, il est probable qu'il existe une purulence dans l'appendice ou autour de lui.

MM. Brun et Roux (1) croient que, comme les amygdales, l'appendice qui a été une fois infecté ne reconquiert qu'exceptionnellement son intégrité primitive, et que les foyers mal éteints qu'il renferme constituent un perpétuel danger. Devant une semblable menace et jusqu'à ce qu'on soit arrivé à diagnostiquer cliniquement les appendicites à évolution dangereuse et celles à guérison certaine et complète, M. Brun conclut à l'intervention, même après une seule crise, et cela d'autant plus que, bénigne en tout état de cause, l'opération sera d'autant plus facile, et partant moins dangereuse, qu'elle sera plus précoce.

M. Jalaguier est partisan de l'extirpation de l'appendice après une seule crise, même s'il ne reste absolument pas de traces palpables de cette crise ; et, cette façon de voir est basée sur la connaissance de trois cas de mort survenue à la seconde crise. D'autre part, il a eu l'occasion d'observer trois enfants qu'il avait traités pour une première crise terminée par une résolution si complète qu'il avait conseillé l'expectation et qui ont failli mourir de la seconde attaque.

---

(1) Brun. *Loc. cit.*, p. 140.

Il est possible que chez les enfants une première atteinte soit une indication suffisante pour l'intervention à froid.

Mais, en général, il est difficile de faire admettre l'opération par un malade chez lequel l'unique atteinte n'a laissé aucune trace. D'ailleurs, le médecin lui-même peut espérer qu'il n'y aura pas de récidive : les exemples de cas semblables ne sont pas très rares.

Aussi pensons-nous que la récidive est la principale indication de l'intervention à froid.

C'est d'ailleurs l'avis que M. Broca exprimait le 11 janvier dernier à la *Société de chirurgie* lorsqu'il disait : « Malgré la bénignité de l'intervention à froid, je ne conseille cependant pas d'opérer de parti pris tous les malades qui ont eu une crise ; si aucune tuméfaction, aucune douleur à la pression ne persiste, je crois qu'on peut attendre la seconde crise. Mais, après celle-là, l'indication est formelle ».

M. Potherat (1) ne pense pas non plus que l'intervention à froid soit indiquée après une seule crise légère.

M. Guinard dans son article du *Traité de chirurgie* (2), s'exprime ainsi : Il n'y a aucun doute possible, il faut faire l'opération, quand le malade a eu plusieurs crises plus ou moins violentes. Mais après une première crise légère on peut encore s'abstenir. Je ne conseille la prosphysectomie à froid qu'après la seconde crise.

Je sais bien que c'est un peu arbitraire, mais c'est pourtant la conduite qui me paraît la plus raisonnable.

______

(1) *Société de chirurgie*, 11 janvier 1899.
(2) A. Guinard, in *Traité de chirurgie* de Le Dentu et Delbet, p. 523.

Après une première poussée, les malades guéris répugnent à une intervention ; après une seconde crise, vous pouvez imposer votre autorité, d'autant plus, qu'à la fin de la première atteinte, vous aurez eu le soin de dire que si l'attaque se renouvelait l'opération serait indispensable.

M. Legueu est sensiblement de cet avis, lorsqu'il écrit (1) : On a proposé d'opérer tous les malades qui avaient guéri sans opération d'une première attaque d'appendicite.

Cette proposition radicale, que seuls défendent les chirurgiens américains, est absolument exagérée ; nombre de malades ont eu la bonne fortune de guérir d'une première attaque d'appendicite, et ils sont restés complètement guéris.

M. Schwartz (2) nous dit aussi que, si après une appendicite aiguë, toute douleur spontanée ou à la pression profonde a disparu, s'il ne perçoit aucune induration, aucun empâtement profond, si les fonctions digestives se sont régularisées, il conseille l'abstention.

M. Ricard (3), estime que, si après une première crise tout rentre dans l'ordre, si tout phénomène morbide disparaît, si la palpation ne révèle plus ni douleur, ni tuméfaction, il est bon de s'abstenir de toute intervention. Mais, au contraire, il intervient à froid s'il s'agit d'un malade ayant eu deux crises d'appendicite.

En disant que nous pensons que l'on peut attendre la

______

(1) F. Legueu, *loc. cit.*, p. 37.
(2) *Société de chirurgie*, 18 janvier 1899.
(3) *Société de chirurgie*, 11 janvier 1899.

seconde crise pour intervenir à froid, nous avons en vue des crises après lesquelles tout symptôme est complètement disparu.

Il est bien entendu que nous estimons, au contraire, que si, à la suite d'une première atteinte, il reste un peu d'endolorissement ou le moindre empâtement douloureux à la pression, il y a là une indication sérieuse d'intervenir à froid.

MM. Schwartz et Quénu (1) considèrent comme une indication suffisante de l'opération la persistance dans la fosse iliaque droite, même après une seule crise, d'une tuméfaction ne tendant pas à résolution.

Ainsi donc, nous concluons que deux crises même légères et ne laissant pas de traces cliniquement appréciables sont une indication de l'extirpation de l'appendice à froid et qu'il en est de même pour une seule atteinte laissant après elle soit une tuméfaction, soit une douleur spontanée ou provoquée.

A côté des indications de l'intervention à froid, nous devons énumérer les principales conditions dans lesquelles cette opération doit être pratiquée.

Elles peuvent se résumer à trois :

1° L'absence de toute maladie aiguë et subaiguë, au moment de l'opération ;

2° La cessation depuis 5 à 6 semaines au moins de tout phénomène d'appendicite aiguë ;

3° La certitude de pouvoir réaliser une aseptie opératoire absolue.

---

(1) F. Baux, *loc. cit.* p. 140.

Si l'une de ces conditions fait défaut, mieux vaut surseoir (Monod et Vanverts).

L'opération décidée, on y préparera le malade en faisant autant que possible de l'antisepsie intestinale.

Pour cela, le mieux nous paraît de lui faire prendre un purgatif tous les 4 ou 5 jours pendant les 2 semaines qui précéderont l'intervention.

A cette pratique, il sera bon de joindre la prescription du régime lacté absolu et conseiller au malade de prendre chaque jour 3 cachets de Benzoate de Naphtol ou de Salol de $0^{gr},50$ à 1 gramme chacun.

L'anesthésie générale est indispensable pour l'opération.

Elle sera obtenue à l'aide du chloroforme ou de l'éther.

La peau de l'abdomen sera aseptisée par des lavages au savon et avec la solution de sublimé et les poils seront rasés.

On devra aussi s'assurer, avant l'opération, de la vacuité de la vessie, par le cathétérisme.

L'opération peut être divisée en quatre temps :

1° Incision de la paroi abdominale ;

2° Recherche de l'appendice et libération des adhérences ;

3° Résection de l'appendice ;

4° Restauration de la paroi abdominale.

Incision de la paroi abdominale.

Les chirurgiens ne sont pas entièrement d'accord sur le trajet de l'incision, mais il nous paraît qu'actuellement deux lignes d'incision plus ou moins modifiées se partagent leur faveur. Ce sont : l'incision de Roux (de Lausanne) ; et celle de Max Schüller.

Exceptionnellement on fait la laparotomie médiane.

Incision de Roux.

L'incision de Roux est parallèle à l'arcade de Fallope et à la crête iliaque. Sa longueur est d'environ 15 à 18 centimètres. Elle est située en dedans de l'épine iliaque antéro-supérieure et à un centimètre et demi ou deux centimètres de cette épine.

Certains chirurgiens apportent à l'incision de Roux la modification suivante : ils relèvent son extrémité externe de façon à lui donner une forme de croissant à concavité interne, de sorte que l'incision ainsi modifiée devient analogue à celle que l'on pratique pour la ligature de l'iliaque externe.

L'incision de Roux a l'inconvénient de sectionner les fibres des muscles obliques et transverse ; ce qui contribue à diminuer la solidité de la cicatrice.

Dans le but d'éviter la section des muscles en travers et diminuer ainsi les chances d'éventration, Mac Burney a conseillé de faire une incision perpendiculaire à la ligne allant de l'ombilic à l'épine iliaque antéro-supérieure et située à un centimètre et demi de cette épine iliaque. Arrivé à la couche musculaire, on sectionne le grand oblique en séparant les fibres sans les couper perpendiculairement. Ensuite, à l'aide de ciseaux mousses ou d'une sonde cannelée on sépare les fibres du petit oblique, puis celle du transverse, sans les couper.

Ce procédé a l'inconvénient de nécessiter plusieurs

écarteurs, les lèvres des diverses incisions n'étant pas parallèles ; ce qui fait que le champ opératoire est très encombré et le chirurgien moins à l'aise.

Incision de Max Schüller.

En 1889, Max Schüller a proposé une incision latérale, verticale, passant à un centimètre et demi environ, en dedans du milieu d'une ligne qui irait de l'épine iliaque antéro-supérieure à la symphyse pubienne. Cette ligne d'incision a l'avantage de conduire en général assez directement sur l'appendice ; de plus, elle ne cause la section d'aucun muscle, ce qui est précieux au point de vue des éventrations.

M. Jalaguier (1) a décrit de la façon suivante le procédé auquel il donne sa préférence : « Sur le milieu de l'espace qui sépare l'épine iliaque antérieure et supérieure de l'ombilic, je fais une incision de 8 à 10 centimètres parallèle au bord externe du muscle droit ; le tiers supérieur de cette incision est au-dessus de la ligne ilio-ombilicale, les deux tiers inférieurs sont au-dessous. J'arrive directement sur l'aponévrose du grand oblique, qui est fendue de haut en bas dans toute la longueur de la plaie. Les deux lèvres de l'incision aponévrotique sont saisies avec des pinces à pression et la lèvre interne est réclinée en dedans pour découvrir la partie externe de la face antérieure du grand droit enfermé dans sa gaine. Le bord externe du muscle est facile à reconnaître à la vue et au toucher.

« J'incise la gaine, dans toute la longueur de la plaie, à

____

(1) *Presse médicale*, 3 février 1897.

1 centimètre et demi environ en dedans du bord externe. Les deux lèvres de cette incision sont prises avec des pinces et la lèvre externe est disséquée de dedans en dehors jusqu'au bord externe du muscle. Cette dissection est des plus faciles, la gaine n'adhérant qu'à une intersection fibreuse qui se trouve vers le tiers supérieur de la plaie, mais qui n'est pas constante. Le bord externe du muscle est dégagé avec la sonde cannelée et refoulé en dedans; deux écarteurs le maintiennent et la paroi postérieure de la gaine du grand droit se trouve largement découverte. On voit une artériole, une veinule et un filet nerveux traversant obliquement le champ opératoire à sa partie moyenne.

« Le feuillet postérieur de la gaine (fascia transversalis) est incisé à son tour à un centimètre et demi environ en dedans du sommet de l'angle dièdre formé par sa réunion avec le feuillet antérieur. Cette incision doit être très prudente, car, à ce niveau, le fascia transversalis est directement appliqué sur le péritoine, sans la moindre interposition de tissu graisseux. La gaine et le péritoine sont fendus sur la même ligne, dans l'étendue nécessaire, et les bords de l'ouverture sont fixés avec des pinces. Il faut veiller à ne pas blesser les vaisseaux épigastriques qui passent à une petite distance de l'extrémité inférieure de l'incision : on les aperçoit par transparence, montant obliquement de bas en haut et de dehors en dedans, entre le fascia transversalis et le péritoine. »

C'est à cette incision que nous donnons notre préférence et cela parce qu'elle donne plus de jour, qu'elle occasionne de moindres sections musculaires et que la plaie opératoire est plus facile à suturer.

Laparotomie médiane.

Presque tous les chirurgiens rejettent aujourd'hui cette incision pour les interventions à froid. Elle est en général réservée aux cas de péritonite généralisée. M. Routier (1) lui accordait sa préférence, il y a quelques années : « Je préfère, disait-il, la laparotomie médiane, quand on opère entre les crises, en dehors des crises, parce que c'est l'incision qui permet le mieux l'exploration et les manœuvres ; parce que je crois en outre que cette incision donne une cicatrice plus solide et expose moins à l'éventration ».

Mais M. Routier écrivait cela en 1891, et depuis cette époque, sa grande expérience en matière d'appendicite lui a fait abandonner cette incision médiane et dernièrement, le 4 janvier 1899, il s'exprimait ainsi à la Société de chirurgie, en parlant des interventions à froid : « J'incise le long du droit externe et je pénètre directement dans l'abdomen ».

Il y a pourtant des cas où la laparotomie médiane est employée avec avantage.

Par exemple, lorsque l'on soupçonne la présence de l'appendice près de la ligne médiane, comme dans l'observation rapportée par M. Schwartz à la *Société de chirurgie*, le 25 juillet 1894.

Voici encore un cas où l'on pourra faire une laparotomie médiane.

------

(1) ROUTIER. De l'appendicite et de son traitement. *Semaine médicale* du 15 août 1891.

Nous avons vu à la consultation de M. Legueu, à l'hôpital Saint-Louis, une femme qui se plaignait de douleurs persistantes dans la fosse iliaque droite, et qui avait eu des crises douloureuses qui l'avaient obligé à se mettre au lit. De plus, la pression déterminait une douleur vive au point de Mac Burney.

Par le toucher vaginal, on constate que l'utérus est très attiré du côté droit et que de sa face latérale droite part un cordon dur et douloureux. On pense à une salpingite et en interrogeant à nouveau la malade, ce diagnostic paraît se confirmer. Elle déclare, en effet, que c'est à la suite d'un avortement de 4 mois et demi, remontant à 15 mois, que les douleurs ont apparu.

Il nous semble que dans ces cas, où l'hésitation est permise entre une appendicite et une lésion annexielle ou bien encore s'il y a soupçon de coexistence des deux lésions, la laparotomie médiane permettra de réséquer à la fois l'appendice et les annexes.

On peut cependant lorsqu'on a fait l'incision parallèle au bord externe du muscle droit, enlever à la fois l'appendice et les annexes s'ils sont malades, mais il est plus aisé, en général, de le faire par laparotomie médiane.

Recherche de l'appendice.

Contrairement à ce que nous avons dit lors de l'étude de l'intervention à chaud, il est de toute nécessité de débarrasser le malade de son appendice lorsqu'on opère à froid et la prosphysectomie (1) constitue un des temps les plus importants de l'intervention à froid.

Dans ce cas, tout le monde est d'accord pour penser avec Roux (de Lausanne) que, suivant son expresion humoristique, le malade ne doit se considérer comme guéri que lorsqu'il a son appendice dans sa poche.

Aussi, l'abdomen ouvert, on procédera à la recherche de l'appendice.

Pour cela, on reconnaît le cæcum et d'ordinaire on trouve facilement l'appendice qui lui fait suite.

Dans le cas où celui-ci est libre, rien de plus simple que de le saisir pour le réséquer ; mais il n'en est pas toujours ainsi.

Parfois, il est caché derrière le cæcum : dans ce cas, on part du côlon et on descend vers le bas du cæcum, en reclinant les anses de l'intestin grêle qui peuvent gêner.

M. Jalaguier dit qu'en employant le procédé qu'il décrit, on arrive, en général, sans difficulté sur le cæcum et sur l'appendice dont le siège le plus habituel est au-dessous et en dedans du cæcum. Si l'appendice est difficile à trouver ou s'il est adhérent dans la profondeur, il faut se donner du jour en prolongeant l'incision par en bas. On fera bien de descendre en obliquant un peu en dehors de la gaine du muscle droit, pour éviter autant que possible les vaisseaux épigastriques. Il est préférable d'inciser sur le doigt au bistouri plutôt qu'aux ciseaux.

---

(1) De προσφυσις, appendice, mot proposé par M. Guinard.

M. Jalaguier (1) ajoute qu'il a fait douze opérations par ce procédé, qu'il est arrivé jusqu'aux vaisseaux épigastriques et qu'il n'a eu à les lier qu'une seule fois, sans aucun inconvénient.

On peut aussi, lorsqu'il y a quelque difficulté à trouver l'appendice, s'inspirer des conseils d'Elliott qui recommande de suivre la bandelette longitudinale antérieure du cæcum, que l'on aperçoit aisément et qui conduit à l'extrémité inférieure du cæcum; on y trouvera l'appendice, puisque toutes les bandes du cæcum viennent converger au point d'insertion de celui-ci.

M. Poirier (2) exposant le 6 juillet 1898 à la *Société de chirurgie* le manuel opératoire qu'il emploie, s'exprime ainsi : « J'incise parallèlement à la moitié externe de l'arcade crurale et j'étends mon incision à 4 centimètres au-dessus de l'épine iliaque supérieure. Cette incision est faite à 3 centimètres au-dessous des vaisseaux circonflexes iliaques, que l'on reconnaît ordinairement au cours de l'opération. Lorsque je suis arrivé derrière le transverse, je cesse d'aller devant moi ; je creuse avec le doigt et la sonde cannelée pour décoller le péritoine iliaque comme si j'allais à la recherche des vaisseaux iliaques externes. J'aborde ainsi l'appendice ou la région appendiculaire par sa face postérieure ; dès lors, c'est en procédant d'arrière en avant, avec le doigt ou la sonde cannelée, que je disso-

---

(1) Jalaguier. *Presse médicale* du 3 février 1897.
(2) M. Chaput disait le 8 février dernier, à la *Société de chirurgie*, qu'il avait déjà signalé le procédé à posteriori, en 1890, dans un article du *Journal des Praticiens*.

cie la tumeur appendiculaire, ouvrant les abcès, s'il y en a, détachant les adhérences s'il s'agit d'appendicite plastique ».

Ce procédé que M. Poirier appelle *a posteriori*, présente, d'après lui, un double avantage :

1° Il conduit sûrement à l'appendice ; 2° plus que tout autre il ménage la grande cavité péritonéale. Il est surtout précieux dans l'opération à froid, quand l'appendice est petit ; car, si petit qu'il soit, on le trouve toujours en palpant la région entre deux doigts, introduits dans la plaie et la main gauche qui déprime la paroi : c'est la palpation bimanuelle de l'appendice.

M. Routier (1) déclare qu'il ne comprend pas les détours que prend M. Poirier et qu'il aime mieux aborder les obstacles de front plutôt que de les prendre *a posteriori*.

M. Ricard (2) pense que le procédé vanté par M. Poirier peut être utile, notamment dans les cas d'induration diffuse et d'empâtement de toute la fosse iliaque. Il estime que c'est une ressource opératoire précieuse, mais que ce ne saurait être qu'un procédé d'exception, bien inférieur, dans l'immense majorité des cas, à la large ouverture de la séreuse péritonéale, ouverture qui permet de voir, de juger et d'agir en connaissance de cause.

D'autre part, M. Reynier (3) a essayé deux fois sur le cadavre le procédé *a posteriori*.

Une fois, il a trouvé l'appendice et l'autre, il lui a été

____

(1) *Société de chirurgie*, 4 janvier 1899.
(2) *Société de chirurgie*, 11 janvier 1899.
(3) *Société de chirurgie*, 18 janvier 1899.

— 69 —

impossible de le sentir. L'appendice était, en effet, en avant
ainsi que l'a démontré la laparotomie.

M. Reynier estime que, même dans les cas où l'on
pourra trouver l'appendice, le procédé opératoire dit *a
posteriori* ne donne pas le jour suffisant pour facilement le
séparer des adhérences qui peuvent le fixer.

M. Jalaguier (1) considère le procédé que préconise
M. Poirier comme un procédé opératoire d'exception ap-
plicable seulement aux suppurations rétrocæcales.

Et ainsi que le faisait remarquer M. Schwartz, à la
Société de chirurgie, le 18 janvier dernier, le voisinage
des vaisseaux circonflexes est à éviter comme le démontre
l'observation qui faisait l'objet de la communication de
M. Poirier, à la Société de chirurgie, le 6 juillet 1898, où
le malade a succombé à une hémorragie veineuse secondaire par chute d'une escarre, qui a ouvert la veine cir-
conflexe.

Quoi qu'il en soit, il arrive quelquefois que l'on ne
peut trouver l'appendice.

M. Schwartz (2) rapporte deux cas où il s'est trouvé
en présence d'un tel épaississement fibreux de l'intestin,
d'adhérences tellement intimes à la fosse iliaque, qu'au
bout d'une demi-heure d'efforts infructueux, il a dû renoncer à trouver l'appendice.

Dans un cas, après l'opération suivie d'un large drainage motivé par un suintement abondant, la tumeur

------

(1) *Société de chirurgie*, 1er février 1899.
(2) *Société de chirurgie*, 18 janvier 1899.

formée par l'intestin et ses adhérences a diminué peu à peu et au bout de quelques mois, le malade quoique conservant encore une induration ne souffrait plus pour ainsi dire.

Par contre, il présentait une petite éventration à la partie postérieure de l'incision faite suivant le procédé de Roux.

Dans le second cas, l'opération a été plus pénible encore et le malade a continué à souffrir non de poussées aiguës mais de douleurs que n'a pas améliorées la rupture partielle des adhérences.

M. Routier, dans un cas qu'il relate le 17 juillet 1895, à la Société de chirurgie, avait le cæcum dans la main et malgré cela ne parvenait pas à trouver l'appendice gros comme le doigt, collé le long d'une des bandes musculaires longitudinales et qu'il fallut disséquer à la pince et au bistouri.

Elliott, Reclus ont eu les mêmes difficultés à reconnaître l'appendice : Treves l'a même confondu avec l'uretère dilaté (1).

Quoique l'ablation de l'appendice soit le but principal de l'opération à froid, il vaut mieux, lorsqu'il est noyé au milieu d'adhérences inextricables, renoncer à l'isoler et à l'extirper.

On s'exposerait en le libérant malgré tout à des accidents semblables à celui dont parlait M. Gérard-Marchant, le 24 juillet 1895. Il relatait à la Société de chirurgie que

---

(1) Legueu. *Loc. cit.*, p. 38.

dans un cas dont il donnait l'observation détaillée, il avait chez une femme de 51 ans, déchiré le cæcum pour séparer l'appendice. Il a dû faire une suture de 3 centimètres environ pour réparer cette brèche.

Cet accident opératoire n'a eu dans ce cas particulier aucun résultat fâcheux ; mais, malheureusement, il n'en est pas toujours ainsi.

Témoin le cas de M. Delorme qui, le 22 novembre 1893, montra à la Société de chirurgie une pièce provenant d'une laparotomie faite par lui chez un malade atteint d'appendicite à répétition. Malgré des recherches poursuivies pendant 2 heures, il n'a pu réussir à trouver l'appendice ; le malade a succombé au choc opératoire.

Même à l'autopsie il a été fort difficile de reconnaître l'appendice iléo-cæcal masqué par des adhérences et replié le long de la face postérieure du cæcum.

La guérison peut d'ailleurs être obtenue sans extirpation de l'appendice.

Il n'est pas toujours possible, disait à ce propos M. Quénu (1), quand on opère dans l'intervalle des crises un malade d'appendicite chronique, d'enlever ou même de découvrir l'appendice, il faut se contenter de libérer le plus possible le cæcum, d'en détacher les adhérences et de réséquer l'épiploon qui le recouvre. M. Quénu apportait alors une observation très intéressante et que nous avons cru devoir reproduire (voir obs. XX).

M. Poncet (de Lyon) a vu deux fois la guérison défi-

---

(1) Quénu. *Société de chirurgie.* 6 décembre 1893.

nitive succéder à une telle opération incomplète. Nous trouvons le fait relaté dans la thèse d'un de ses élèves, M. Challiol (1).

Mais ils sont exceptionnels les cas où l'on devra laisser l'appendice et, en général, on le trouvera sans avoir eu à vaincre des obstacles trop dangereux.

Ainsi, la plupart du temps on a sous les yeux l'appendice libre ou primitivement ou dégagé des adhérences, s'il en existait ; il s'agit maintenant de le réséquer.

S'il y a du pus autour de lui, comme on drainera la plaie, on se contentera de lier l'appendice à sa base avec de la soie ou du catgut ; puis, on le sectionnera au thermocautère, à un centimètre environ de la ligature.

Avant de sectionner l'appendice on liera le méso-appendice et l'artère appendiculaire.

Si, au contraire, il n'y a pas de suppuration, — et c'est là le cas général dans les interventions à froid, — on devra obturer avec le plus grand soin la cavité de l'appendice, de façon à ne pas exposer le péritoine à l'infection ; car, dans ce cas, la paroi abdominale est complètement fermée puisqu'il n'y a pas lieu d'établir un drainage.

Trois méthodes s'offrent au chirurgien pour atteindre ce but ; en effet, il peut :

1° Obturer exactement, par des sutures, l'extrémité réséquée de l'appendice ;

2° Enfouir le moignon dans un repli de la paroi du cæcum ;

---

(1) E. Challiol, *Thèse*. Lyon, 1894, p. 40.

3° Combiner ces deux méthodes.

Dans le premier procédé, — dit à manchettes, — on incise circulairement le péritoine à un centimètre environ du point d'insertion de l'appendice, de façon à obtenir une manchette séreuse qu'on relève ; puis on sectionne au ras du cæcum la musculaire et la muqueuse ; on les lie circulairement après cautérisation au thermo ou encore on les suture séparément : enfin, on suture les deux bords libres de la manchette séreuse et on les invagine dans un second plan de suture de Lembert.

On peut encore, après avoir sectionné l'appendice à un centimètre environ de la ligature, que l'on placera alors à un centimètre aussi du cæcum, employer ce procédé décrit par Monod et Vanverts :

La muqueuse du moignon appendiculaire est abrasée avec une fine curette : et toute la petite cavité touchée avec la pointe du thermo-cautère qui achève de détruire la muqueuse. Le moignon se présente alors sous la forme d'un cul-de-sac ouvert du côté du péritoine et fermé du côté de la ligature. On applique, à l'aide de catguts, les parois de ce cul-de-sac l'une contre l'autre, en s'efforçant d'en envaginer les bords.

L'autre procédé consiste à enfouir dans un repli de la paroi du cæcum le moignon appendiculaire lié et cautérisé ou suturé, comme nous venons de le dire.

Pour cela, on saisit ce moignon avec une pince et, avec cette pince contenant le moignon, on appuie sur la paroi cæcale qui se laisse déprimer. Cette pression détermine une sorte de fossé contenant le moignon dans sa cavité et dont les bords sont formés par la paroi cæcale.

On réunit par-dessus le moignon les parties saillantes (les bords) du cæcum par un double plan de sutures de Lembert et, de la sorte, le moignon se trouve totalement enfoui dans la paroi du cæcum.

Restauration de la paroi abdominale.

Il reste maintenant à fermer la paroi abdominale. C'est là un point très important, car la solidité de la paroi dépend beaucoup de la façon suivant laquelle elle sera suturée.

Certains chirurgiens sont d'avis que la cicatrice obtenue par un seul plan de sutures n'expose pas plus que les autres à l'éventration et que cette méthode a l'avantage de la rapidité. Si l'on choisit ce mode de réfection, il est de toute importance de bien repérer les divers plans qui constituent la paroi ; car il est probable que les éventrations observées à la suite de l'emploi de ce procédé sont dues à ce que les plans n'avaient pas été repérés avec soin.

C'est pour éviter cela, que nous estimons que le procédé qui présente le plus de garanties consiste à suturer la paroi couche par couche.

D'abord, pour le péritoine on fera un surjet au catgut.

Un second plan aussi au catgut sera fait pour les muscles et aponévrose et au crin de Florence on suturera la peau.

Il serait même préférable de faire 4 plans de suture, et d'employer le procédé suivant, qui donne d'excellents résultats à M. Terrier :

1° Fils de soie séparés pour fermer le péritoine ;

2° Fils de soie sur le transverse et le petit oblique;

3° Fils de soie sur le grand oblique;

4° Crins de Florence pour suturer la peau.

Dans le cas où dans le cours de l'opération on aurait ouvert des foyers suppurés, comme généralement lorsqu'on intervient à froid ces foyers sont très petits, on drainera à l'aide d'une mèche de gaze stérilisée.

Dans le cas contraire, on s'abstiendra de drainer et on fermera complètement la paroi abdominale.

Si l'on est obligé de drainer, on fermera la plus grande partie de la plaie, ne laissant ouvert que le passage de la mèche de gaze.

Une fois la paroi refermée, on appliquera sur la plaie opératoire un pansement de gaze stérilisée, puis une couche de coton hydrophile et enfin du coton cardé de façon à obtenir une légère compression.

Soins post-opératoires.

Le pansement appliqué, le malade est transporté dans son lit.

Pendant les premières 24 heures, on ne lui laissera rien absorber, pour éviter les vomissements et laisser l'intestin au repos. S'il souffre de la soif, comme cela est fréquent, il se rincera la bouche, de temps en temps, avec un peu d'eau fraîche.

Au bout de 24 heures, on donnera au malade du lait, du champagne et de la potion de Todd opiacée de façon à le constiper.

Le 3ᵉ ou 4ᵉ jour on lui fera prendre un laxatif ou on lui donnera un lavement.

Si la température a été normale, le septième jour après l'opération, on permettra les aliments solides de digestion facile.

Dans le cas où la paroi abdominale a été complètement fermée, on changera le pansement le huitième jour et on enlèvera les fils.

Il est bien entendu que si l'on constatait une élévation de température on devrait s'inquiéter de l'état de la plaie.

Dans le cas où l'on a été obligé de drainer, le pansement sera fait tous les deux jours et, si l'on voit que l'écoulement est tari, on enlèvera le drain en laissant l'orifice s'obturer par bourgeonnement.

Il sera bon, lorsque le malade quittera son lit, ce qu'il fait généralement de 20 à 25 jours après l'opération, de lui faire porter pendant quelque temps une ceinture de Glénard, suivant le conseil de Roux (de Lausanne).

Résultats.

Les résultats obtenus par la résection à froid de l'appendice sont en général excellents. Lorsqu'il n'y a pas d'accidents opératoires, — et les statistiques prouvent qu'ils sont rares, — la guérison est parfaite et durable.

Quelquefois, les opérés éprouvent encore des troubles intestinaux ; mais ils n'ont plus les caractères des troubles appendiculaires ; et la cause paraît en être la persistance des lésions antérieures de l'intestin, qui disparaîtront facilement par le traitement médical approprié.

TRAITEMENT MÉDICAL

Obtenir la résorption des produits inflammatoires ou favoriser la formation d'adhérences qui empêcheraient, en cas de perforation de l'appendice ou de rupture d'un abcès péri-appendiculaire, la pénétration du pus dans la grande cavité péritonéale, tel est le double but que l'on doit se proposer d'atteindre.

Et, pour y parvenir, il est de toute importance de diminuer autant que possible les mouvements de l'intestin. Les moyens qui nous permettent d'arriver le plus rapidement et le plus complètement à ce résultat se réduisent à quatre :

1° Immobilité ;

2° Diète ;

3° Opium ;

4° Glace sur le ventre.

IMMOBILITÉ

Il est évident que pour obtenir l'immobilisation absolue de l'intestin si favorable au développement des adhérences protectrices, il faut que le malade soit tenu rigoureusement au lit. On lui recommandera de faire le minimum de mouvements, d'approcher autant que possible de l'immobilité complète et de se tenir dans le decubitus dorsal. Il sera bon qu'il garde cette position pour prendre les liquides autorisés et satisfaire ses besoins.

Voici d'ailleurs comment on comprend le repos dans le traitement de l'appendicite à l'hôpital Bethanien de Berlin : au moindre soupçon d'appendicite, et, à plus forte raison, quand le diagnostic est certain, le malade doit être mis au lit et condamné au repos absolu, non seulement il doit rester couché de préférence sur le dos, mais c'est encore dans cette position qu'il prendra les aliments et les médicaments, et satisfera à ses besoins. Pour que le malade puisse boire dans cette position, l'infirmier lui soulèvera seulement la tête, la maintiendra avec une main, et, avec l'autre, lui présentera la tasse contenant du lait ou du bouillon; à aucun prix on ne doit permettre au malade de soulever lui-même sa tête, car ce mouvement s'accompagne ordinairement d'une contraction de la paroi abdominale, qu'il faut toujours éviter. Si le malade ne pouvait avaler les aliments dans cette position, on le nourrira à la cuiller ou bien encore on se servira d'une tasse à bec.

Il va de soi que des précautions analogues seront prises quand le malade aura à uriner ou à aller à la selle. L'urinal et le bassin seront apportés chaque fois par l'infirmier et glissés sous le malade, qui doit rester immobile et éviter de mettre en jeu la contraction abdominale aussi bien pour la miction que pour la défécation. Chez l'homme, la chose ne présente aucune difficulté : chez la femme, l'évacuation de la vessie dans cette position est parfois fort difficile, mais avec l'aide bien comprise d'une garde intelligente, les femmes arrivent au bout de quelque temps à uriner dans la position horizontale, sans faire le moindre mouvement : en cas d'impossibilité absolue donnant lieu à une véritable rétention d'urine, il vaut mieux sonder la malade que de lui permettre de prendre la position accroupie.

Le repos doit donc être absolu dans le sens rigoureux du mot. Si l'on y insiste tellement à l'hôpital Bethanien, c'est qu'on a vu des malades dont l'appendicite s'était manifestement aggravée immédiatement après quelque mouvement intempestif.

Pendant combien de temps les malades doivent-ils rester condamnés au repos absolu? Cela dépend des cas. Mais, en règle générale, le malade doit garder le lit tant que par la palpation on provoque de la douleur dans la fosse iliaque. Ce signe objectif est plus sûr que les affirmations des patients, surtout des enfants, quand ils disent ne plus souffrir. Une fois que l'on a constaté la disparition de la douleur, on garde le malade au lit encore pendant quelques jours.

Quand enfin il se lève, on lui recommande d'éviter tout effort, tout mouvement brusque ; on continue à prendre sa température matin et soir, et, à la moindre élévation de température, on lui fait réintégrer le lit.

DIÈTE

Elle devra être aussi sévère que l'on pourra l'imposer

de façon encore à réaliser le repos le plus complet possible de l'intestin.

On ne permettra que quelques cuillerées de lait froid prises à intervalles éloignés, un peu de champagne ou de cognac coupé d'eau.

Il serait même préférable si l'on peut y arriver, de proscrire l'usage du lait et de s'approcher aussi près que possible de la diète absolue.

On pourra autoriser toutes les 3 heures une cuillerée à bouche d'eau bouillie ou d'eau minérale que l'on alternera avec une cuillerée de bouillon froid ou une cuillerée de lait coupé à moitié.

On devra conserver à la diète toute sa rigueur et cela jusqu'après la défervescence.

« Il faut une certaine dose de fermeté et de confiance pour tenir la main à l'observation prolongée et implacable du traitement. Les parents et même des médecins s'imaginent que le malade va s'affaiblir et mourir d'inanition ; le malade, lui, n'a pas faim, mais il est souvent tourmenté par une soif ardente. On doit savoir résister, la guérison est à ce prix. Il est permis, si la langue est un peu sèche et la soif insupportable, d'augmenter à partir du troisième ou quatrième jour, la quantité d'eau et de donner, par exemple, une cuillerée à soupe toutes les deux heures au lieu d'une cuillerée à café : dans l'intervalle, le malade se rincera fréquemment la bouche avec de l'eau, non pas glacée, mais simplement fraîche. L'habitude de donner à sucer des morceaux de glace est fâcheuse, car dès que la glace est fondue la soif reparaît plus intense. Ces détails sembleront sans doute puérils ; ils ont, au contraire, une très grande importance. La première tasse de lait ne sera autorisée que 24 heures après le retour de la température à la normale. Il n'est pas rare de voir le thermomètre remonter un peu à cette occasion, il n'y a pas à s'en inquiéter si la douleur locale ne reparaît pas simultanément (1) ».

Nous avons cité textuellement M. Jalaguier pour nous couvrir de son autorité et répondre à l'avance à ceux qui nous accuseraient d'exagérer la rigueur de la diète dans le traitement de l'appendicite.

Sans être aussi absolu que M. Jalaguier, nous pensons que la diète complète doit être instituée surtout lorsqu'il y a des vomissements ou des nausées. Elle a, en effet, cet avantage très appréciable de supprimer presque toujours les vomissements et, par suite, les contractions du diaphragme, lesquelles iraient à l'encontre de notre but principal : l'immobilisation de l'intestin.

Il y a pourtant des cas où les vomissements continuent malgré la diète absolue.

On pourra alors essayer de pratiquer des lavages de l'estomac : mais quelquefois aussi, ils persistent. Mais, dans la plupart des cas, on parviendra à faire cesser les vomissements soit par la diète absolue, soit par les lavages de l'estomac.

Lorsque le pouls est devenu normal, que la fièvre est sensiblement disparue, le malade est mis au régime liquide dont la base est formée par le lait et le bouillon.

---

(1) Jalaguier. *Loc. cit.*, p 678.

Pendant les premiers jours, le lait ou le bouillon froids sont administrés par cuillerées à soupe toutes les demi-heures ; puis au bout de quelques jours, si le mieux continue, on ajoute au lait ou au bouillon un œuf battu, plus tard encore des potages.

Ce régime doit être rigoureusement continué tant qu'il existe encore un peu de fièvre et l'alimentation doit rester liquide tant que la douleur persiste. Plus tard, on donnera des œufs, de la purée de pommes de terre, puis du hachis de viande, et on revient ainsi progressivement au régime ordinaire.

OPIUM

Ce médicament diminue, tend à empêcher les contractions de l'intestin ; il rend plus facile l'immobilisation du malade et atténue la douleur qu'il fait quelquefois disparaître.

Certains lui ont même reproché de produire une amélioration trompeuse qui empêche quelquefois le chirurgien d'intervenir à temps. Or « ce calme est favorable et doit être recherché (1) ». Ce serait d'ailleurs un tort de baser l'opportunité de l'intervention sur l'intensité de la douleur.

On prescrira l'opium sous forme d'extrait à la dose de 0,15 à 0,20 centigrammes par 24 heures chez l'adulte et de 0,02 à 0,08 centigrammes chez l'enfant, suivant l'âge. En un mot, il faut le donner à aussi haute dose que le permettra la tolérance du malade.

------

(1) Ch. Monod et Vanverts. *Loc. cit.*, p. 155.

On pourrait formuler, par exemple, pour un adulte :

Extrait d'opium. . . .	0,12 à 20 centigrammes.
Benzoate de naphtol. . .	3 grammes.
Julep gommeux. . . .	120 —

à prendre dans les 24 heures, par cuillerée à bouche toutes les 2 heures.

A l'hôpital Bethanien de Berlin, l'opium est généralement administré en poudre.

La dose journalière varie suivant l'âge du patient et la gravité des cas de 0,20 à 0,50 centigramme. Cette dose est divisée par paquets de 2 ou 3 centigrammes qu'on donne toutes les heures, puis toutes les 2 heures et plus tard toutes les 3 heures.

S'il y a des vomissements fréquents on renoncera à l'administration de l'opium par la voie stomacale et on la remplacera par des injections hypodermiques de morphine pratiquées avec la solution suivante :

Chlorhydrate de morphine. . .	0,20 centigrammes.
Eau distillée de laurier cerises. .	10 grammes.

On fera 1 ou 2 fois par jour une injection d'un centimètre cube ou d'un demi-centimètre cube.

Avec l'usage des opiacés il sera bon d'en surveiller avec soin la tolérance. On veillera à l'état de la pupille et la quantité des urines qu'il faut diminuer le moins possible.

Certains préfèrent la belladone à l'opium et l'administrent par pilules de 0,01 centigramme dont ils donnent jusqu'à 7 et 8 par jour.

GLACE

On devra mettre de la glace continuellement sur le ventre. Outre qu'elle a l'avantage d'agir comme anesthésique, elle facilite l'obtention de l'immobilité à laquelle on veut soumettre le malade. Il est en effet aisé de comprendre que si le patient a le ventre recouvert de glace, il lui sera difficile de s'agiter dans son lit.

On ne doit pas se contenter de placer une vessie remplie de glace sur la région de la fosse iliaque droite; l'abdomen tout entier doit être recouvert de glace et pour cela il faut employer plusieurs vessies.

On interposera un linge humide entre les vessies contenant la glace et la peau de l'abdomen. Les vessies seront maintenues en place à l'aide d'une alèze, formant un vaste bandage de corps de façon que la glace soit appliquée sur le ventre à la manière d'un pansement.

Si le malade ne peut absolument pas supporter de glace sur son ventre, on la remplacera par des compresses chaudes. Mais, il est de la plus haute importance de ne pas en alterner l'emploi avec celui de la glace; car en agissant ainsi on provoquerait des mouvements péristaltiques de l'intestin, ce qui serait contraire au but que l'on se propose d'atteindre.

Ajoutons que, depuis un an, M. Jalaguier joint dans beaucoup de cas à l'emploi de l'opium, à la prescription de la diète absolue, etc., l'usage des injections de sérum artificiel, qui relève et soutient les forces du malade en favorisant l'élimination des agents infectieux.

Après avoir exposé ce qu'il faut faire, il nous paraît utile de bien indiquer ce que l'on doit proscrire.

Le médecin, en effet, après avoir fait admettre, souvent avec difficulté, la nécessité de la diète, de l'emploi de la glace, a encore fréquemment de la peine à ne pas céder aux invitations du malade et de son entourage qui le poussent à user de tous les révulsifs connus, des purgatifs, des lavements.

Aussi, nous ne craignons pas de nous élever trop énergiquement contre l'emploi de ces divers moyens dans le traitement de l'appendicite.

Pas de vésicatoires. Ces révulsifs ont été très en honneur dans le traitement des typhlites et actuellement encore certains médecins en préconisent l'emploi dans le traitement de l'appendicite.

Mais il paraît prouvé aujourd'hui que la douleur ne diminue pas d'intensité sous l'influence des vésicatoires, que la révulsion par l'emplâtre cantharidé n'empêche ni la suppuration ni la perforation de l'appendice. De plus, l'application du vésicatoire cantharidé a ici comme ailleurs l'inconvénient d'être susceptible d'occasionner des troubles quelquefois graves du côté des voies urinaires. En outre et c'est là un point de la plus haute importance, il détermine la production de pus sur une surface qui peut devenir, d'un moment à l'autre, un champ opératoire.

Ainsi donc, on ne saurait trop proscrire l'emploi des visicatoires dans le traitement médical de l'appendicite.

Nous devons ajouter que l'emploi de révulsifs tels que ventouses scarifiées, sangsues, onguent napolitain est aussi d'une efficacité douteuse, de plus, ces moyens peuvent, par leur action sur la peau, gêner l'intervention chirurgicale.

Pas de purgatifs. Puisque dans le traitement médical de l'appendicite on doit chercher à obtenir l'immobilité intestinale, il paraît superflu de combattre l'emploi des purgatifs et cependant on rencontre encore des médecins qui prescrivent une purgation en présence des phénomènes d'occlusion intestinale.

Certains ont prétendu qu'il fallait dès le commencement de la crise vider l'intestin, se basant sur ce que l'infection intestinale constituant d'abord toute la maladie, il était logique de la combattre en débarrassant l'intestin des principes infectieux qu'il contient. Or le meilleur moyen d'atteindre ce but est l'emploi de purgatifs.

Raisonner ainsi c'est confondre le traitement de l'entérite, cause de l'appendicite, avec celui de l'appendicite elle-même.

De plus ceux qui agissent de la sorte augmentent les chances de la perforation, en excitant les contractions de l'intestin et si la perforation existe déjà, ils favorisent le passage des liquides intestinaux à travers l'ouverture de l'appendice qui souvent n'est pas oblitéré du côté du cæcum. En outre, ils exposent le malade à la péritonite généralisée, car les mouvements de l'intestin en brassant les matières virulentes, les répandent dans tout le péritoine.

« Au risque de me répéter, disait M. Routier, le 4 janvier dernier à la *Société de chirurgie*, je ne saurais m'empêcher d'affirmer une fois de plus que le purgatif est la chose la plus nuisible dans l'appendicite, autant du reste que pour l'occlusion ou les hernies.

« Il semble cependant que nos discussions ont un peu modéré nos confrères médecins dans leur ardeur purgative, et un grand nombre d'entre eux est aujourd'hui persuadé qu'on n'est pas en danger de mort parce qu'on ne va pas à la selle. »

Pas de lavements. Les diverses raisons que nous venons d'indiquer pour justifier la proscription des purgatifs nous font également interdire l'usage des lavements et, par-dessus tout, nous recommandons de s'abstenir du lavement électrique.

M. Jalaguier rapporte le cas d'une fillette de 8 ans qu'il a opérée avec l'aide de M. Nélaton 22 heures après le début des accidents et chez laquelle on avait eu recours à l'électrisation, attribuant les premiers accidents à un encombrement cæcal; le liquide septique était répandu dans la cavité péritonéale, du diaphragme à l'excavation pelvienne. Mais, nous dira-t-on, si vous interdisez absolument l'usage des purgations et des lavements, comment vider l'intestin?

Nous répondrons d'abord que le danger de la constipation est très exagéré et qu'une fois la cause disparue l'effet ne persistera pas.

Cependant nous reconnaissons que l'usage de la médication opiacée qui présente de si grands avantages a, par contre, l'inconvénient de prolonger quelquefois la constipation.

La crise douloureuse étant complètement terminée, le mieux, sans doute, est d'attendre la première selle qui, en général, se produit spontanément vers le 10ᵐᵉ jour de la maladie ; mais si, au bout de ce temps, le patient n'a pas de garde-robes, on lui prescrira des suppositoires glycérinés que l'on pourra formuler ainsi :

    Gélatine. . . . . 3 grammes.
    Eau distillée. 4   —
Laisser en contact 2 à 3 heures et ajouter
    Glycérine neutre à 30°. . . . . . . 16 grammes.
Faire fondre au bain-marie, laisser refroidir à demi et couler en 5 suppositoires.

Si ce procédé ne réussit pas, on administrera des lavements évacuateurs. On pourra employer pour cela soit simplement de l'eau bouillie, soit de l'eau bouillie additionnée d'une cuillerée à bouche de sel marin ou de deux cuillerées à bouche de glycérine neutre.

L'administration du premier lavement demande quelques précautions. Ce lavement sera de 300 à 400 grammes et, on devra le faire pénétrer lentement et sous faible pression, le malade étant dans le décubitus dorsal.

Il est bon aussi, comme les matières fécales sont généralement très dures, de les ramollir d'abord et pour cela on fait précéder le lavement d'une petite quantité d'eau bouillie glycérinée à parties égales que l'on injecte dans le rectum.

Quant aux purgatifs, on ne doit les autoriser que lorsque la fièvre et la sensibilité sont complètement disparus.

M. Millard conseille le citrate de magnésie.

M. Talamon l'huile de ricin à doses faibles et répétées ou le calomel.

M. Galliard préfère le calomel : il commence par

4 doses de 0,25 centigrammes en 24 heures chez l'adulte.

Nous croyons bon d'ajouter en terminant l'exposé du traitement médical de l'appendicite, que l'on devra pratiquer la palpation de l'abdomen avec précaution et seulement lorsque les autres signes ne permettront pas de faire le diagnostic.

La plupart du temps, d'ailleurs, la palpation ne donne aucun renseignement utile, car la réaction musculaire s'oppose à la dépression de la paroi et, pratiquée avec obstination, elle aurait sensiblement les mêmes inconvénients que l'usage des purgatifs et des lavements.

Après avoir fini l'étude du traitement médical de l'appendicite aiguë, nous voulons dire en quelques mots ce que l'on peut faire au point de vue médical pour chercher à éviter la récidive chez ceux qui ont été atteints une fois déjà.

Il faut combattre la réinfection de l'appendice et, puisque l'infection primitive semble fréquemment être d'origine intestinale, c'est par une bonne hygiène de l'intestin que l'on cherchera à empêcher les rechutes. Et pour cela il est de toute importance d'éviter la constipation.

Dès le début de ses études sur l'appendicite, M. Talamon a insisté sur l'influence fréquente de la constipation sur l'appendicite. Pour la combattre, il est bon d'indiquer le moyen suivant : se présenter à la garde-robe tous les jours à la même heure, le matin, par exemple : dans le cas où il n'y aurait pas eu de selle, prendre le soir un laxatif et le lendemain matin se présenter de nouveau à la garde-robe. Si, alors, il n'y a pas d'évacuation, prendre un lavement d'eau bouillie simple ou glycérinée.

En employant ce procédé avec persévérance, on arrive presque toujours à vaincre les constipations les plus opiniâtres.

Il faut en outre recommander de suivre un régime alimentaire sévère et composé uniquement de mets faciles à digérer, tels que laitages, viandes hachées, légumes secs en purée et d'éviter l'abus de la nourriture animale.

En un mot, il faut proscrire tout ce qui peut mener à cette stase gastrique sur laquelle le professeur Bouchard a tant insisté et qui, de l'avis de beaucoup, favorise l'appendicite.

L'exercice, en facilitant les fonctions intestinales, est préférable à l'immobilisation ; mais cet exercice doit être modéré et il faut éviter les mouvements violents, l'équitation, etc.

Le massage abdominal conseillé par quelques-uns nous paraît devoir être, au contraire, énergiquement proscrit.

On devra aussi conseiller d'éviter le froid qui, d'après M. Reclus, semble prédisposer à l'appendicite.

Les badigeonnages avec de la teinture d'iode, les bains salés généraux, les bains de boue pourront être conseillés avec avantage.

OBSERVATIONS

OBSERVATION I (Personnelle)

Recueillie dans le service de M. RICARD, à l'hôpital Saint-Louis, en collaboration avec M. ESTRABAUT, interne du service.

Laparotomie latérale droite pour résection de l'appendice « à froid ». — Résection de l'appendice. — Ouverture du cæcum pour extraire une portion de l'appendice invaginée. — Guérison.

Mᵐᵉ F..., 24 ans, sans profession, souffre dans le ventre surtout du côté droit depuis 3 ou 4 ans. Ces douleurs augmentent sous l'influence de la fatigue.

En novembre 1897, elle a ressenti de violentes douleurs dans l'estomac et dans le ventre ; mais, malgré cela, elle n'a pas gardé le lit. Ces douleurs ont duré environ un mois avec quelques interruptions. Elle s'est alors contentée, sur le conseil de son médecin, d'éviter la fatigue et de prendre, le matin, une cuillerée à bouche d'huile de ricin.

Depuis cette époque, jusqu'au 7 juillet 1898, de temps en temps, surtout lorsqu'elle avait fait de longues marches, la malade ressentait des douleurs dans le côté droit du ventre.

Le 7 juillet, dans la soirée, elle a été prise d'une douleur violente qui a encore augmenté pendant la nuit. Elle a été obligée alors de garder le lit.

Le matin, elle a des vomissements alimentaires d'abord, puis bilieux, et dans la matinée elle a remarqué que son ventre était ballonné et les douleurs devenaient très vives.

Le médecin appelé a porté le diagnostic de péritonite. Il a ordonné des applications de glace sur le ventre et des onctions avec de la pommade mercurielle. Il y a joint la diète presque complète, un peu de bouillon, du champagne, des injections et des pilules de morphine.

La glace devenant désagréable à la malade, on l'a remplacée momentanément par des cataplasmes de farine de lin, puis on est revenu au bout de 3 jours à l'emploi de la glace.

De même, au bout de 8 jours les injections de morphine ont été supprimées et l'on a continué l'usage des pilules.

A la suite de ce traitement, une amélioration survient.

Au bout d'un mois, la malade peut reprendre un peu de nourriture, des œufs, des cervelles puis quelques viandes blanches. Après deux mois, la malade peut quitter son lit.

Jusqu'au 8 novembre, elle pouvait se lever tous les jours et se livrer à des travaux peu fatigants tels que la couture, mais son ventre était toujours douloureux, surtout à la pression.

Le 8 novembre 1898, elle a été prise vers 5 heures du soir d'une violente douleur dans le côté droit de l'abdomen ce qui l'a forcée à se mettre au lit. Elle a remarqué dans la soirée que son ventre était ballonné. Les douleurs ont été très vives pendant la nuit et le lendemain matin elle n'a pu quitter le lit.

Le médecin lui a prescrit des applications de glace sur le ventre, du thé froid, un peu de lait froid, de l'opium et de la caféine.

Après 3 semaines de traitement, elle a pu se lever et prendre un peu de nourriture (œufs, cervelles, viandes blanches, purée de pommes de terre).

Elle a suivi ce régime jusqu'à son entrée à l'hôpital le 26 janvier 1899.

A ce moment, on ne trouvait par la palpation ni empâtement, ni cordon du côté droit de l'abdomen. Cependant, de temps en temps, elle ressentait une douleur dans le ventre, c'est d'ailleurs ce qui l'a déterminée à entrer dans le service.

Opération. — M. Ricard intervient le 27 janvier. La malade est soumise à l'anesthésie chloroformique.

On fait une incision comme pour la ligature de l'iliaque externe.

Le péritoine ouvert, on constate des adhérences de l'épiploon au cæcum qu'on détache. L'appendice est engainé par l'épiploon.

En le séparant de ces adhérences, on note l'issue hors de l'appendice d'une petite concrétion fécale. Une pince est passée au niveau de ce qui paraît être la base de l'appendice.

Une ligature au catgut est établie. On touche au thermocautère la section de l'appendice.

On se préparait à enfouir l'appendice, lorsqu'en palpant le cæcum on sentit une portion indurée qui paraît être l'appendice invaginé ou du moins ce qui reste de l'appendice.

On sent très nettement comme un petit cordon replié. On se décide à ouvrir le cæcum.

Celui-ci ouvert on constate une petite production rougeâtre, on la sépare et on l'extrait en même temps que ce qui restait de l'appendice réséqué. On ferme le cæcum par un premier point en masse au catgut.

Un second plan séro-séreux (surjet) est fait par-dessus.

Un drain est placé au niveau de la suture cæcale.

On ferme la paroi par des fils d'argent prenant en masse la paroi abdominale.

Pansement sec aseptique.

Suites opératoires. — Elles sont très bonnes. Le soir de l'opération la température est 37° — le lendemain matin 37°,4, le lendemain soir 37°8 — puis elle revient peu à peu à la normale.

Au bout de 4 jours, on enlève le drain et on ne constate aucune trace de suppuration.

Les fils sont enlevés le 9e jour.

L'alimentation est reprise peu à peu.

La malade se lève le 23 février et sort guérie le dimanche 26 février.

OBSERVATION II (Personnelle)

Recueillie dans le service de M. RICARD, à l'hôpital Saint-Louis.

Appendicite à froid. — Résection après deux attaques.
Guérison.

Edgard B..., 22 ans, a été pris il y a environ un mois et demi, dans la soirée, de vomissements très fréquents qui ont duré toute la nuit.

Le surlendemain, il a ressenti de la douleur dans le ventre, douleur très aiguë et rayonnant dans tout l'abdomen. Le médecin appelé le soumet à un traitement médical (repos, diète presque complète, peu de lait, de limonade, Opium — pas de glace). La température varie de 37°,5 à 39°,8. La douleur diminue et disparaît au bout de 3 jours.

Pendant six semaines le malade ne ressent plus rien.

Le jeudi 22 décembre, il a eu froid ; dans la soirée, il ressent à nouveau des douleurs, peu violentes dans le ventre et a un vomissement alimentaire ; il prend 15 gouttes de laudanum de Sydenham en 5 fois dans les 24 heures et continue à vaquer à ses occupations. Les douleurs persistent peu intenses et le mardi 27 décembre, le malade se décide à entrer à l'hôpital.

A son entrée, le malade n'a pas de fièvre, le pouls est normal, la douleur est peu marquée et se fait seulement sentir au moment des fortes inspirations ; la fosse iliaque gauche se laisse facilement déprimer, la fosse iliaque droite se laisse moins bien déprimer ; néanmoins on délimite une zone d'empâtement non douloureuse de 3 à 4 centimètres de large sur 6 centimètres de long et entourant l'appendice qu'on sent sous le doigt.

On ne détermine pas de douleur par la pression au point de Mac Burney.

Le malade est mis au repos ; on lui met de la glace sur le ventre et on lui donne 5 centigrammes d'extrait d'opium par jour.

Le 7 janvier 1899, la palpation indique que la zone d'empâtement existe encore quoique bien diminuée ; mais elle présente encore une largeur d'environ 1 centimètre et demi.

M. Ricard intervient alors.

Opération. — Le malade est soumis au chloroforme. Incision latérale curviligne à concavité supérieure. On procède à la recherche de l'appendice que l'on ne trouve pas. On a recours alors au procédé Poirier, c'est-à-dire à la recherche de cet appendice par la voie postérieure. Le cæcum est décollé, des adhérences s'écoulent quelques gouttes de pus. On arrive sur une masse dure, que l'on croit être l'appendice et que l'on dégage. Les adhérences sont très solides et, dans les manœuvres, on déchire plusieurs fois l'appendice.

Une pince est placée sur l'artère appendiculaire. L'appendice est isolé jusqu'au cæcum.

Il est réséqué au thermocautère après ligature au catgut. La cavité du moignon est cautérisée. On n'enfouit pas le moignon, car les parois du cæcum sont trop épaissies.

On ferme la paroi abdominale par un seul plan de sutures au fil d'argent.

On draine et on recouvre la plaie d'un pansement sec aseptique.

L'appendice ne contient pas de corps étranger mais il présente deux rétrécissements et ses parois sont épaissies ; il n'y a pas de cavité close.

Suites opératoires. — Elles sont très bonnes.

Le soir de l'opération la température est 36°,8. Le lendemain soir 37°,3, puis le soir du surlendemain 37°,2. Les jours suivants, elle varie entre 36°,6 et 37°.

Le drain est enlevé le 4° jour ; il ne contient pas de traces de suppuration.

Les fils sont enlevés au bout de 10 jours.

Le malade sort guéri le 28 janvier 1899.

Observation III (Inédite)

Due à M. Guillemain, chirurgien des hôpitaux.

Appendicite subaiguë avec adhérence aux annexes du côté droit.
Ablation des annexes droits et de l'appendice. — Guérison.

Mme Victoire P..., 34 ans, blanchisseuse, est entrée, le 11 août 1898, à l'hôpital Saint-Antoine, salle Lisfranc.

Antécédents héréditaires. — Père mort de hernie étranglée à 70 ans. Mère morte d'un cancer utérin à 55 ans. Un frère et trois sœurs bien portants.

Antécédents personnels. — Trois enfants : deux morts de méningite à 3 et 4 ans et une fille de 12 ans bien portante.

La malade a eu, il y a 5 ans à la suite de son dernier accouchement, une phlébite, puis une métrite. La phlébite a duré 3 mois et la métrite environ 3 ans (douleur et leucorrhée).

Trois mois après ce dernier accouchement, la malade a eu une première atteinte d'appendicite (douleur dans la fosse iliaque droite, vomissements, fièvre, constipation). Cette première crise n'a duré que 24 heures.

Depuis cela, elle a eu de nombreuses atteintes, et avec une fréquence de plus en plus grande. Pendant les trois derniers mois, elles sont revenues toutes les 3 semaines.

A son entrée à l'hôpital la malade ne souffre pas. Mais, on sent au niveau de l'appendice dans la fosse iliaque droite une petite tumeur allongée verticalement, du volume de l'index, douloureuse à la pression.

Opération. — Elle est pratiquée le 15 août.

Incision de Roux.

L'abdomen ouvert, après une recherche assez laborieuse, on trouva l'appendice qui était turgescent. Il renfermait un calcul et était adhérent au pavillon de la trompe droite dont l'ovaire est kystique.

On enlève les annexes droits par un pédicule en chaîne.

Puis on lie l'appendice à sa base et on enfouit le moignon appendiculaire dans la paroi cæcale au moyen d'un surjet séreux fait avec une aiguille à coudre ordinaire.

On ferme la plaie par : 1° un surjet séreux au catgut ; 2° un capiton aponévrotique à la soie embrassant le surjet ; 3° des crins cutanés embrassant le capiton.

Pas de drainage.

Suites opératoires. — T. le soir de l'opération 37°,5. Le lendemain matin 16 août, T. 37°,6 et le soir, 38°,4.

17 *août*. — T. le matin, 38°,4. T. le soir, 39°.

18 *août*. — T. le matin, 38°. T. le soir, 38°,6.

19 *août*. — T. le matin, 37°,4. T. le soir, 38°.

Puis peu à peu la température devient normale et la guérison s'effectue sans incident.

OBSERVATION IV (Résumée) (Inédite)

Due à M. GUILLEMAIN, chirurgien des hôpitaux.

Appendicite à froid. — *Extirpation*. — *Guérison*.

Malade entré au début d'août, à l'hôpital Saint-Antoine, avec une première attaque d'appendicite aiguë, fébrile qui a cédé rapidement au traitement médical.

Opération à froid. — Incision sur le bord externe du muscle droit. On trouve des lésions et adhérences plus étendues que ne le faisait supposer une seule crise légère. Appendice accolé au

LECORNEY.   7

cæcum, face postérieure, dont il faut le dégager. Suintement sanguin qui cède au tamponnement. Ligature à la base de l'appendice qui est bosselé, sclérosé.

Pas de corps étranger dans son intérieur.

Enfouissement par un surjet séreux. Triple plan de sutures. Pas de drainage.

Guérison rapide et parfaite.

Observation V (Personnelle)

Recueillie dans le service de M. Ricard, à l'hôpital Saint-Louis.

Appendicite suppurée. — Résection de l'appendice. — Mort.

M. Auguste D..., artiste lyrique, 23 ans, vient de l'hôpital Andral, envoyé par M. le Dr Mathieu, le 3 février 1899.

D'après les quelques renseignements qu'on peut obtenir du malade qui n'est pas très précis, il a été pris il y a une quinzaine de jours de douleurs dans le ventre, sans localisation ni prédominance à droite.

Deux ou trois jours après, le malade a eu quelques vomissements alimentaires. Une constipation absolue a coïncidé avec ces vomissements et au bout de 3 jours les vomissements ont cessé et il y a eu évacuation de matières. Puis, les douleurs persistent quoique diminuées d'intensité; le malade jouit d'un mauvais état général; il s'affaiblit, il maigrit et n'a pas d'appétit. Il se décide à entrer à l'hôpital Andral, d'où on l'envoie à Saint-Louis.

A son entrée, on est frappé par son facies pâle, ses yeux légèrement excavés; son pouls est relativement bon, un peu rapide, 80 pulsations, mais plein.

La température est de 37°,4.

On trouve dans la fosse iliaque droite une zone d'empâtement sous la forme d'un cordon du volume de deux doigts.

Le reste du ventre est souple et il n'est pas ballonné.

Pas de point de Mac-Burney ni de défense musculaire.

En présence de l'état local peu marqué, de l'état du pouls et de la température et malgré le facies pseudo-péritonéal, on retarde l'intervention.

On met le malade à la diète, on lui applique de la glace sur le ventre et on lui fait prendre de l'opium.

Le lendemain 4 février température 38°,4. Pouls plein, aussi rapide que la veille.

En présence de la non-rétrocession des symptômes M. Ricard intervient, — le malade étant chloroformisé.

Opération. — Incision comme pour la ligature de l'iliaque externe.

On arrive sur le péritoine que l'on incise et qui renferme ni pus ni sérosité louche.

Entre les anses intestinales accolées on trouve du pus. L'appendice est en avant du cæcum et situé un peu plus haut que d'ordinaire. On fait une collerette, on résèque l'appendice au thermocautère. On ferme la plaie opératoire par des fils d'argent prenant on masse la paroi abdominale. On draine.

Pansement aseptique.

L'appendice était perforé, il contenait des matières et du pus mais autour de lui, il n'y avait qu'une gouttelette de pus.

Le soir de l'opération, température 37°,2, pouls assez bon.

Suites opératoires. — Le 5 février, température matin et soir 37°,4.

Du 6 au 10 février, température varie de 37°,2 à 38°,4.

Le 8 février on avait fait le pansement.

Le 10 février, en faisant le pansement, on trouve une partie du cæcum et de l'épiploon hors de la plaie, le tout très rouge.

Le pansement contenait un peu de matières fécales.

On remet le drain et on rentre l'intestin.

Les 11, 12, 13, 14 février le pansement contient toujours des matières fécales.

Les 5 ou 6 premiers jours après l'opération, le pouls est bon, puis il devient rapide et plus petit.

Le 14 février, température matin, 39°,2, soir 39°,6.

Pouls rapide, faible, 130 pulsations.

15 *février.* Le malade va de plus en plus mal, facies grippé. Le pouls est très rapide, petit.

16 *février.* Toujours très mauvais état général, qui s'aggrave encore dans la journée.

Le pouls est à peine marqué et incomptable.

Le malade meurt le soir à 9 heures.

A l'autopsie, on a constaté que le péritoine ne contenait ni pus ni sérosité louche.

OBSERVATION VI (Inédite)

Recueillie dans le service de M. RICARD, à la maison Dubois.

Appendicite subaiguë. — Résection. — Guérison.

Marie K..., 34 ans, entre dans le service le 7 mai 1898.

Elle souffre depuis quelques jours dans le ventre et elle a des vomissements. Les phénomènes se sont déjà amendés à l'arrivée de la malade, mais sa température est encore 38°,2, le matin du 7 mai ; le soir elle a 37°,8, et le lendemain, la température est revenue à la normale.

On ne trouve rien dans la fosse iliaque droite.

On intervient le 16 mai.

Opération. — La malade est chloroformisée.

Incision légèrement courbe un peu en dehors du bord externe du muscle droit. On tombe sur le cæcum qui paraît sain et, en arrière, on trouve l'appendice qui mesure 7 à 8 centimètres de long, et qui est entouré de quelques adhérences peu solides.

On résèque l'appendice et on ensevelit le pédicule appendiculaire sous une collerette péritonéale suturée par-dessus par un double plan de sutures séro-séreuses.

On referme ensuite l'abdomen.

Les suites opératoires sont excellentes.

La malade a 38° le soir de l'opération, et ensuite la température revient peu à peu à la normale.

Les fils sont enlevés au bout de 8 jours.

La réunion est parfaite.

La malade sort guérie le 8 juin 1898.

OBSERVATION VII (Inédite)

Recueillie dans le service de M. RICARD, à la maison Dubois.

Appendicite aiguë. — Résection au 5e jour - Guérison.

Emma P..., 10 ans, est atteinte d'appendicite pour la première fois.

Le début a été brusque le 23 novembre 1898.

La malade se plaint de douleurs abdominales siégeant dans la fosse iliaque droite.

Elle a eu un vomissement.

La température varie entre 37°,5 et 38°.

A son entrée, le 26 novembre, on ne trouve pas de tuméfaction dans la fosse iliaque droite; mais la pression détermine une vive douleur au point de Mac-Burney.

La malade ne vomit pas. La température s'élève à 37°,8.

Le 28 au matin, la température est 37°.

La malade accuse une douleur diffuse dans tout l'abdomen et elle a eu un vomissement dans la nuit. Le faciès est grippé, le pouls petit.

L'intervention immédiate est décidée.

Opération. — La malade est anesthésiée au chloroforme.

Laparatomie latérale.

A l'ouverture du péritoine, il s'écoule un peu de liquide louche.

On trouve l'appendice perforé en 2 points près du sommet; en l'extirpant, on ouvre une collection purulente postérieure.

On résèque l'appendice; on draine.

Les suites opératoires sont bonnes; la malade sort guérie le 31 décembre.

Observation VIII (Inédite)

Recueillie dans le service de M. Ricard, à la maison Dubois.

Appendicite avec abcès péricæcal. — Incision. — Drainage. Guérison.

Philippe L...., employé, 33 ans, entre le 14 novembre 1898.

Antécédents personnels. — Pas de maladie antérieure; mais, il y a 2 ans, le malade a eu une plaie perforante de la poitrine occasionnée par une balle.

Le début de la maladie actuelle remonte à trois semaines. Il a été marqué par une douleur dans la fosse iliaque droite, assez peu accentuée du reste, puisque le malade a continué de vaquer à ses occupations.

Il y a 8 jours, les douleurs plus intenses, les vomissements et la fièvre ont obligé le malade à garder le lit.

Depuis les douleurs ont persisté très vives ainsi que la fièvre, mais les vomissements ont disparu.

A la palpation, le ventre est douloureux. On constate la présence d'une grosse masse douloureuse dans la fosse iliaque droite.

On a manifestement affaire à une appendicite avec abcès péricæcal.

Le malade est mis en observation pendant quelques jours. La fièvre persiste, le ventre est toujours douloureux à droite; le boudin reconnu à la palpation reste assez volumineux. On se décide alors à intervenir.

L'opération a lieu le 19 novembre et l'anesthésique employé est l'éther.

On pratique la laparotomie latérale.

La paroi est infiltrée. Avec le bec d'une sonde cannelée, on ouvre un gros abcès péricæcal qui laisse s'écouler un pus très fétide.

L'appendice n'est pas réséqué.

On se borne à faire un bon drainage.

Les suites opératoires sont excellentes.

Après 2 ou 3 jours la fièvre tombe.

On fait le pansement tous les jours ainsi que le lavage de la poche au permanganate.

L'écoulement diminue peu à peu.

Au bout de 4 semaines le malade sort en bonne santé.

OBSERVATION IX (Inédite)

Recueillie dans le service de M. RICARD, à la maison Dubois.

Appendicite aiguë. — Abcès multiples. — Incision. — Drainage. Guérison.

Fernand P. B..., 22, ans employé, entre le 15 décembre 1898.

C'est la première fois que le malade présente des symptômes d'appendicite.

Le 12 décembre, l'affection a débuté brusquement par des douleurs abdominales diffuses. Puis on a noté de la constipation et des vomissements. Le ventre était ballonné et le malade avait de la fièvre.

A son entrée le malade a le pouls rapide mais bien marqué.

La température est de 38°,4. La langue est saburrale, le ventre tendu et douloureux.

On constate de l'hyperesthésie cutanée de la paroi abdominale.

Le facies rappelle celui d'un typhique et le diagnostic n'est pas net. Le sérodiagnostic est négatif.

On met le malade en observation. On lui fait des applications de glace sur le ventre, on lui donne de l'opium et on le soumet à la diète lactée.

Le lendemain, la douleur tend à se localiser ; elle diminue à gauche et dans la région épigastrique alors qu'elle devient très vive dans la fosse iliaque droite.

Mais la palpation ne donne pas de résultat bien net à cause de la réaction musculaire.

Malgré le traitement institué, le lendemain on constate que la fièvre persiste. Le malade a des nausées et un vomissement bilieux.

Le 19 décembre, l'état est stationnaire, le malade a de la fièvre, le pouls est bon, mais la douleur persiste dans la fosse iliaque droite et la percussion dénote dans cette région une matité nettement indiquée.

On se décide à intervenir immédiatement.

Le malade est anesthésié à l'éther.

On fait une laparotomie latérale ; on trouve les parois légèrement infiltrées.

On tombe sur une poche dont l'ouverture laisse échapper une grande quantité de liquide séro-purulent ; l'exploration permet de reconnaître et d'inciser d'autres poches pleines de pus, plus ou moins épais, très fétide et contenant des débris de pseudo-membranes.

On ne peut trouver l'appendice.

On draine, puis on suture la paroi.

Les suites opératoires sont assez bonnes et le malade sort guéri de la maison de santé le 2 février 1899.

Observation X (Inédite)

Recueillie dans le service de M. Ricard, à la maison Dubois.

Appendicite subaiguë. — Incision. — Appendice détaché et troué dans foyer purulent péri-appendiculaire. — Drainage. Guérison.

Nicolas W..., 46 ans, a déjà eu une première atteinte d'appendicite il y a 18 mois.

La maladie actuelle a débuté il y a 8 jours à la suite d'un grand surmenage.

Le malade a été pris brusquement d'une douleur dans la fosse iliaque droite, avec constipation.

La température s'élève à 38°,4. Pas de vomissements.

A son entrée, 26 novembre 1898, on trouve une masse légèrement douloureuse dans la fosse iliaque droite, au niveau du cæcum.

Le pouls est bon.

On met le malade en observation ; on lui applique de la glace sur le ventre et on lui fait prendre de l'opium.

La douleur disparaît ainsi que la fièvre ; mais, il reste une collection péri-appendiculaire facile à reconnaître.

L'examen des urines est négatif.

On intervient le 29 novembre.

Le malade est anesthésié à l'éther.

Laparatomie latérale. On trouve les parois infiltrées et on tombe sur une poche péri-appendiculaire dont l'ouverture donne issue à une grande quantité de pus fétide.

L'exploration de la poche permet de reconnaître l'appendice qui est très augmenté de volume ; il est long de 10 à 11 centimètres et complètement détaché à sa base ; il reste un petit moignon du côté du cæcum qu'on ne peut lier à cause de son extrême friabilité. De même, il est impossible de lier l'artère appendiculaire qui est dans un méso infiltré, très épaissi et très friable.

On cautérise le moignon au thermo.

On draine et on suture la paroi.

Suites opératoires. — Les suites opératoires sont d'abord excellentes, le malade n'a pas de fièvre.

Vers le 9ᵉ jour, après l'ablation des fils, le malade est pris de frissons et de fièvre et, en trois jours, sa température atteint 41°. L'auscultation révèle à droite des râles fins et la percussion indique de la submatité. Le malade respire mal, mais il n'a pas de point de côté. On conclut cependant à un noyau pneumonique.

Au bout de 3 jours, soit 12 jours après l'opération, la température devient normale et l'auscultation et la percussion ne révèlent plus rien d'anormal.

Le 25ᵉ jour après l'intervention, le malade présente des signes de phlébite du côté gauche, avec peu de douleur. Cependant à la pression on trouve un point douloureux dans le triangle de *Scarpa* mais on ne note pas d'induration. Au bout de 12 à 14 jours, l'œdème disparaît. Le malade garde le repos encore pendant trois semaines et quitte le service en bonne santé, le 18 janvier 1899.

OBSERVATION XI (Inédite)

Recueillie dans le service de M. RICARD, à la maison Dubois.

Péritonite généralisée compliquant une appendicite gangréneuse.
Laparotomie médiane. — Mort.

Frédéric H..., 40 ans, fut pris brusquement le samedi 25 décembre 1897 de douleur d'abord localisée dans la fosse iliaque droite, puis rapidement généralisée à tout l'abdomen.

Le malade prend un purgatif et le médecin appelé fait appliquer des sangsues et recouvre ensuite l'abdomen d'une couche de collodion.

Le mardi soir, le malade entre à la maison Dubois, atteint de péritonite généralisée; il présentait un œdème très marqué de la paroi abdominale et son ventre était très ballonné.

La température axillaire était de 36°,6. On comptait 130 pulsations radiales par minute.

Opération. — Le mercredi matin, on fait une laparotomie médiane.

A l'ouverture du péritoine, il s'écoule du pus fétide et en grande abondance.

On trouve plusieurs abcès dans le petit bassin et entre les anses intestinales.

On pratique une contre-ouverture à droite, parallèlement à l'arcade crurale: il s'écoule encore du pus en notable quantité.

Le cæcum apparaît recouvert par de l'épiploon sphacélé. Celui-ci étant relevé, on tombe sur un foyer stercoral dont une perforation cæcale située à l'insertion de l'appendice indique la provenance.

L'appendice est complètement sphacélé; on est en présence d'un véritable phlegmon diffus.

On lave le péritoine à l'eau bouillie. On draine, puis on fait le pansement.

Le malade meurt le lendemain matin à 8 heures, soit environ 24 heures après l'intervention.

Observation XII (Inédite)

Due à M. Guillemain, chirurgien des hôpitaux.

Appendicite à chaud. — Incision. — Guérison.

Irène R..., 26 ans, domestique, entre, le 8 septembre 1898, à l'hôpital Saint-Antoine, salle Lisfranc.

Elle présente pour la première fois des symptômes d'appendicite.

Le 2 septembre, elle a ressenti une douleur dans la fosse iliaque droite, puis, quelques heures après, elle a eu des vomissements et un peu de diarrhée. Elle a eu aussi un peu de fièvre. Jusqu'à son entrée à l'hôpital la malade n'a plus vomi.

A son arrivée, la malade se plaint de douleurs dans la fosse iliaque droite et la pression détermine une vive douleur au point de Mac-Burney. Le ventre est peu ballonné.

A l'examen, on trouve une tumeur fluctuante plus grosse que la moitié du poing, ce qui décide à l'intervention.

Opération. — Elle est pratiquée le 9 septembre. On incise sur le point culminant de la tumeur et elle correspond à peu près au lieu d'élection de l'appendicite. Le péritoine pariétal est ouvert et l'abcès ne lui adhère pas encore.

On ouvre l'abcès et il en sort une grande quantité de pus félide et un calcul stercoral gros comme un pois. On ne cherche pas l'appendice. Une petite anse intestinale et un peu d'épiploon ont baigné dans le pus; malgré cela, il n'est survenu aucun accident. On met un drain et de la gaze dans la plaie pour protéger l'anse et l'épiploon. On recouvre la plaie d'un pansement humide.

Pendant 8 jours, pansements quotidiens; il s'écoule du pus fétide.

Le 20 *septembre*, la suppuration est presque tarie. Le drain est remplacé par un autre plus petit.

Le 29, on enlève le drain et la plaie est presque fermée.

La malade sort, dans le courant d'octobre, en bonne santé.

OBSERVATION XIII

Communiquée par le professeur PINARD, à l'Académie de Médecine, le 22 mars 1898.

Le 14 décembre 1897, une jeune femme de 25 ans, enceinte pour la première fois, de six mois environ, n'ayant aucun passé médical, se promenant dans Paris avec son mari, éprouva brusquement une douleur très vive, d'abord au niveau de la région épigastrique, puis s'irradiant bientôt dans toute la région abdominale, avec prédominance dans la fosse iliaque droite et la fosse lombaire. Rentrée avec peine chez elle, les vomissements ne tardèrent pas à se montrer, alimentaires d'abord, puis bilieux et porracés le lendemain. Un médecin fut appelé qui conseilla des injections chaudes, des cataplasmes et des lavements laudanisés. Le ventre se ballonna et la constipation, qui n'existait pas avant, se montra opiniâtre, malgré l'ingestion de purgatifs. Cet état dura, avec des alternatives de calme et d'exacerbation, jusqu'au 19 décembre, jour où la malade fut amenée à la clinique Baudelocque.

A son entrée, le chef de clinique, M. Baudron, constate un ballonnement considérable du ventre, avec circulation collatérale très apparente de la paroi, au niveau de la région iliaque droite. A la palpation, le ventre est très douloureux dans toute la région hypogastrique surtout à droite. Point de Mac-Burney très net. Le palper permet de délimiter une tumeur dont la limite supérieure affleure l'ombilic ; cette tumeur se contracte sous la main ; c'est l'utérus. Les anses intestinales distendues, refoulées dans la partie supérieure de la cavité abdominale, donnent à la percussion une sonorité considérable. Le toucher démontre la présence du col ramolli, un peu effacé ; au centre de l'excavation et dans le cul-de-sac antérieur, on perçoit le ballottement vaginal. Rien d'anormal dans les autres culs-de-sac.

L'auscultation fait percevoir nettement les pulsations du cœur fœtal. Le pouls maternel était à 120 et la température à 37°2. Le soir, la température s'éleva seulement à 37°,8. Traitement : injections sous-cutanées de morphine. Glace intra et extra.

Le lendemain matin je vis la malade. La situation n'avait pas changé. Le pouls était à 120, la température à 37°. Mais le faciès était grippé et le ballonnement du ventre extrêmement accusé. Je portai le diagnostic d'appendicite avec péritonite généralisée, et je pensai qu'un seul traitement pouvait offrir une chance de guérison, l'intervention chirurgicale.

Toutes les dispositions furent prises pour cela.

A trois heures du soir, la température était toujours à 37° et le pouls à 120, et la malade ayant été soumise à l'anesthésie chloroformique, mon collègue Segond pratiqua une incision de 6 centimètres, parallèle à l'arcade de Fallope, au niveau de la région cœcale.

A l'ouverture du péritoine, il s'écoula un flot de pus extrêmement fétide, au milieu duquel nageaient l'ovaire et la trompe très congestionnés.

Les doigts, introduits à travers l'incision, plongent dans un vaste foyer rétro-cœcal et reconnaissent que le pus, libre dans la cavité péritonéale, contourne l'utérus repoussé en avant et existe en abondance dans la fosse iliaque gauche.

Pour cette raison, M. Segond pratique à gauche une incision

analogue à l'incision de droite. Il s'écoule encore une notable quantité de liquide séro-purulent odorant, mais moins fétide que le pus qui emplissait la fosse iliaque droite.

Les annexes gauches nagent dans ce liquide et apparaissent entre les lèvres de l'incision.

On place, de chaque côté, deux drains en canon de fusil, dont les extrémités profondes se réunissent dans le cul-de-sac de Douglas et, par ces drains, on fait passer de l'eau bouillie jusqu'au moment où cette eau ressort absolument claire. Pansement à la gaze stérilisée à plat. Durée de l'intervention : vingt minutes.

Dans la soirée, apparition de contractions utérines douloureuses. Température 38°,2. Pouls 150. Expulsion du fœtus le 21, à 4 heures 30 du matin. Délivrance naturelle. Il n'y a pas eu d'hémorrhagie. Les vomissements n'ont plus reparu après l'opération, mais le pouls devient de plus en plus fréquent et petit, et malgré les injections d'éther et de caféine, l'affaiblissement progressa et la malade mourut à 1 heure 45 du soir.

Autopsie (pratiquée en ma présence par le Dr Wallich, mon chef de laboratoire). — L'autopsie complète n'a pu être faite ; mais on a pu examiner l'abdomen en réunissant les deux incisions de la laparotomie.

On constata des adhérences nombreuses entre l'utérus et l'intestin. Dans la fosse iliaque droite, l'intestin est pour ainsi dire maçonné dans des adhérences.

Au niveau du cæcum, l'appendice iléo-cæcal est adhérent, accolé au cæcum. Cet appendice mesure 7 centimètres ; il présente deux perforations : l'une au voisinage de l'insertion du cæcum, l'autre à 3 centimètres au-dessous.

L'autopsie de l'enfant n'a pu être pratiquée, mais le sang recueilli dans un des vaisseaux du cordon et ensemencé a fourni des cultures pures de coli-bacille.

Bien que l'examen bactériologique n'ait pas porté sur les organes maternels, il est bien vraisemblable d'admettre qu'il y avait du coli-bacille dans la cavité péritonéale, par suite de la perforation intestinale.

Observation XIV (Inédite)

Recueillie dans le service de M. Reynier, à l'hôpital Lariboisière.
Due à M. Estrabaut, interne du service.

Appendicite à répétition. — Ouverture du cæcum. — Fistule stercorale consécutive, guérie 3 mois après une seconde intervention. — Résection de l'appendice. — Guérison.

M. B..., 20 ans, mécanicien, entre le 31 août 1896 salle Ambroise Paré.

Il a eu, il y a 4 mois, une première attaque d'appendicite qui a duré une quinzaine de jours. Il a ressenti alors des douleurs généralisées d'abord à tout l'abdomen puis localisées à droite. Il a été constipé et a eu des vomissements.

Environ 1 mois après, nouvelle atteinte ; les douleurs encore accompagnées de vomissements ont été beaucoup plus vives ; la langue était sèche et noire.

Puis, au bout de 2 mois, encore une crise mais moins forte. Les douleurs abdominales ont duré 8 jours ; mais depuis ce moment il n'a plus souffert.

Le 31 août, à l'entrée du malade dans le service, on ne constate pas de tuméfaction ; le ventre est souple et il n'y a pas de fièvre.

6 septembre. — Le malade est pris à 6 heures du soir de douleurs dans la fosse iliaque droite et il a des vomissements alimentaires.

7 septembre. — La température est de 39° le matin. La fosse iliaque droite est empâtée et douloureuse. La langue est sale, le pouls 120. Le malade a été à la garde-robe. On prescrit le repos absolu, de la glace en permanence sur le ventre, et du lait. T. le soir, 39°,2.

8 septembre. — T. le matin, 39°6. Pouls 130. Langue saburrale, pouls bien marqué quoique rapide. Pas de vomissements. Pas de selles. Faciès pâle mais non péritonéal. T. le soir, 39°,4.

9 *septembre*. — T. le matin, 38°,6. Le malade se trouve mieux ; il souffre moins. L'empâtement persiste dans la fosse iliaque droite ; on a la sensation d'un cordon dur en son milieu. Le pouls est bon.

10 *septembre*. — T. le matin, 38°,4. Pouls 108. Langue sale. Pas de vomissements. La fosse iliaque droite moins douloureuse et moins tendue.

11 *septembre*. — T. le matin, 38°,4. Pouls 108. Le malade a eu hier soir des garde-robes spontanées.

Langue sale. La tuméfaction de la fosse iliaque droite diminue un peu et est indolente à la pression.

T. le soir, 39°8. Pouls 128, rapide mais plein.

12 *septembre*. — T. le matin, 38°,2, le soir 38°.

Le malade se trouve un peu mieux ; la langue est sale.

Opération. — Le 13 septembre, le malade étant soumis à l'anesthésie chloroformique, M. Rieffel pratique la laparotomie latérale au niveau de la fosse iliaque droite.

Après incision de la peau, du tissu cellulaire sous-cutané qui sont très vasculaires, on trouve les tissus sous-jacents confondus et très adhérents les uns aux autres. Après avoir incisé la couche musculaire des obliques, on ne peut différencier l'aponévrose du transverse du péritoine, si bien qu'on ne sait exactement si on est dans l'abdomen. Après avoir prudemment débridé à la sonde cannelée, on aperçoit une anse intestinale qui est limitée par des adhérences. Le doigt introduit autour de cette anse et dirigé du côté de la fosse iliaque ne donne lieu à aucune issue de pus ; on arrive sur le psoas et en haut on sent un magma. Il ne sort donc ni pus, ni matières fécales, ni gaz, car ce qui est au fond de la plaie paraît être la surface interne de l'intestin. Une sonde cannelée peut être introduite très loin en haut. Néanmoins, on n'insiste pas pour dégager cette anse intestinale. On draine avec une mèche de gaze iodoformée et on laisse le tout ouvert. On se contente de réunir les extrémités de la plaie abdominale avec des crins de Florence, et on fait un pansement iodoformé.

On ne laisse prendre au malade que quelques petites cuillerées de liquide glacé.

Le soir de l'opération, T. 37°,6. Pouls 88.

Le faciès est bon, le malade ne se plaint pas.

La langue reste sale. Pas de vomissements.

Pas de ballonnement du ventre. T. le soir, 37°,4.

14 *septembre*. — T. le matin, 37°,6. Pouls 108, un peu irrégulier. Pas de vomissements.

Émission de gaz. Langue un peu sèche.

Faciès bon. T. le soir, 38°.

15 *septembre*. — T. le matin, 37°,6. Pouls bon. 76 pulsations. Langue bonne. Pas de vomissements. Pas de garde-robes.

16 *septembre*. — L'amélioration persiste. Pas de fièvre. Pouls bon.

On renouvelle le pansement. On enlève les mèches de gaze qui ne contiennent pas de pus; mais, elles sont souillées par des matières fécales (1).

18 *septembre*. — Pansement. Il s'écoule des matières fécales. Le malade va bien. Pas de fièvre.

19 *septembre*. — Pas de fièvre. Issue de matières fécales par la plaie.

26 *septembre*. — Depuis 2 jours, il ne sort pas de matières fécales par la plaie. Pas de fièvre.

2 *octobre*. — Il passe des matières par la plaie et rien par l'anus.

Une fistule stercorale persistant, M. Reynier intervient le 11 décembre.

---

(1) Cette constatation semble indiquer que pendant l'opération l'intestin avait été ouvert.

Seconde opération. — Incision à un demi-centimètre en dedans de la première.

On incise les plans musculaires et aponévrotiques en se servant de la sonde cannelée. A un certain moment, on arrive sur un tissu lisse et faisant une sorte de saillie. Après hésitation, on trouve que c'est le cæcum absolument adhérent au péritoine pariétal ; il est surtout adhérent à sa partie externe où il est impossible de le décoller. On le contourne par sa partie interne puis par son extrémité inférieure. A ce niveau et en dehors on trouva l'appendice accolé à la partie externe du cæcum et un peu en avant ; il est enclavé au milieu d'adhérences et file par son extrémité inférieure en dedans et en bas du côté de la vessie. On est obligé d'agrandir l'incision cutanée de ce côté et on pratique le cathétérisme pour voir si la vessie n'a pas été ouverte. En tirant sur les adhérences on éraille un peu l'intestin qu'on est obligé de suturer. Enfin, l'appendice est rompu à sa partie moyenne. On passe une ligature sur la partie qui tient au cæcum, puis on le réséque ; on fait de même pour ce qui paraît être le bout périphérique. On place également quelques fils sur de grosses adhérences pour les réséquer. On laisse une mèche de gaze iodoformée au niveau de l'appendice ; puis, on met un petit drain à la partie supérieure de l'incision. A ce niveau, l'épiploon a tendance à sortir et on est obligé de le maintenir avec des éponges. Suture au catgut des plans aponévrotiques profonds. Suture de la peau aux crins de Florence. Pansement iodoformé ; glace sur le ventre.

Le soir de l'opération, T. 37°,4.

12 *décembre.* — T. le matin, 37°,6 ; le soir, 38°,6.

Le malade se sent bien ; mais il a quelques coliques.

13 *décembre.* — T. le matin, 37°,6.

On donne un lavement qui n'amène pas d'évacuation ; toujours légères coliques.

On enlève les fils 10 jours après l'opération ; le trajet fistuleux n'est pas encore fermé et le malade dit que de temps en temps il en sort des gaz. Il se ferme peu à peu et le malade sort guéri en janvier 1897.

OBSERVATION XV (Inédite).

Recueillie dans le service de M. REYNIER, à l'hôpital Lariboisière.
Due à l'obligeance de M. ESTRABAUT, interne du service.

*Appendicite perforante. — Péritonite généralisée. — Laparo-
tomie médiane faite 5 jours après le début des accidents. —
Mort.*

M. I...., 20 ans, comptable, est entré salle Ambroise Paré, à l'hôpital Lariboisière (service de M. Reynier), le 12 septembre 1896.

Il a été pris 5 jours auparavant, brusquement, dans la nuit
d'une douleur généralisée à tout le ventre. Cette douleur qui
persiste est accompagnée de vomissements qui furent d'abord
alimentaires, puis noirâtres. En même temps, le ventre se bal-
lonne; les jours suivants, la fièvre était très intense.

Le malade était très agité et délirait.

Le médecin appelé porte le diagnostic d'appendicite et envoie le malade à l'hôpital.

Depuis 2 jours, il n'y avait eu ni garde-robes, ni émission de
gaz.

A son entrée, on constate un facies tiré, amaigri, terreux,
les yeux cernés, un état général très mauvais.

L'abdomen est ballonné, légèrement douloureux à la pression
sans prédominance bien marquée du côté droit. Il existe une
contracture très intense des muscles qui empêche la palpation
profonde.

Cependant, il semble qu'on sente dans la fosse iliaque droite
une petite zone empâtée. On ne détermine pas le point douloureux de Mac-Burney. En somme, on ne trouve pas de limitation
bien nette dans la fosse iliaque droite. Le pouls est rapide,
128 pulsations.

La température à l'entrée est de 38°,9. On soumet le malade
au repos, avec de la glace sur le ventre.

Bien que la température soit tombée le lendemain matin, 13 septembre, à 37°,8, le faciès reste aussi mauvais ainsi que l'état général. Le pouls est petit et rapide. Le malade a des vomissements jaunâtres.

Opération. — M. Rieffel pratique la laparotomie médiane. Après incision des téguments, des muscles et de l'aponévrose du transverse, on aperçoit le feuillet péritonéal très mince.

L'abdomen ouvert, on constate sur les anses intestinales des amas de fibrine coagulée, dus à la péritonite. Ces anses sont agglutinées les unes contre les autres.

En les déroulant les unes après les autres, on fait sourdre de la partie inférieure de l'abdomen un liquide jaunâtre, très fétide et renfermant des gaz. Après avoir déroulé les anses intestinales et avoir constaté l'absence de perforation, on explore la région cæcale et on constate que le cæcum est recouvert d'exsudats et qu'il existe une lésion de l'appendice.

On retire, en effet, des débris de matières fécales. On arrive à découvrir l'appendice et on aperçoit très nettement l'existence d'une perforation siégeant à la base de l'appendice, tout près du cæcum, perforation à travers laquelle s'échappe un scybale du volume d'une noisette. L'appendice est augmenté de volume; on le réséque et on suture à la soie son point d'insertion.

On draine avec une mèche de gaze iodoformée.

On fait un lavage abondant à l'eau boriquée tiède.

On suture la paroi.

Suites opératoires. — Le soir de l'opération, la température est 39°,8.

Le pouls est petit, misérable, incomptable.

Les extrémités se refroidissent. Le faciès est péritonéal, et il y a quelques vomissements.

Le malade meurt vers 11 heures du soir.

OBSERVATION XVI

Recueillie dans le service de M. REYNIER, à l'hôpital Lariboisière.
Due à l'obligeance de M. ESTRABAUT, interne du service.

*Appendicite subaiguë. — Intervention au déclin de la 2ᵉ atteinte.
Guérison.*

M. B..., 29 ans, entre à l'hôpital le 26 septembre 1896. Il a été pris il y a 3 jours de douleurs dans le ventre. Il y a eu émission de gaz et de matières fécales. C'est la deuxième atteinte d'appendicite.

Il y a un an environ, le malade a eu la première atteinte. Depuis cette époque, de temps en temps, il ressent des douleurs dans la fosse iliaque droite. A son entrée dans le service, on constate dans la fosse iliaque droite une tuméfaction ou plutôt de l'empâtement. La température est 38°. Le pouls est bon et le malade n'a pas de vomissements. On le met au repos avec de la glace sur le ventre. On lui donne seulement du lait et de l'opium.

30 septembre. — Le malade n'a plus de température (37°); mais il a de la rétention d'urine et l'empâtement persiste dans la fosse iliaque droite.

Opération. — Elle est pratiquée le 2 octobre.

M. Rieffel après anesthésie chloroformique fait la laparotomie latérale (incision de Mac-Burney).

Après incision des téguments, on aperçoit un muscle qu'on reconnaît être le grand droit de l'abdomen très élargi. Les tissus sont œdématiés et congestionnés, saignant abondamment.

L'abdomen ouvert, on trouve l'appendice entouré de pus, on l'isole facilement et on le réseque.

On laisse une mèche iodoformée dans la plaie.

Suites opératoires. — Le soir de l'opération T. 39°,2.

3 octobre. — T. le matin, 39°. T. le soir, 38°,6.

4 octobre. — T. le matin, 38°,8. On enlève la mèche de

gaze. Il s'écoule une sérosité noirâtre. On remet une nouvelle mèche de gaze iodoformée. T. le soir, 38°,8.

5 octobre. — T. le matin, 38°,6. T. le soir, 38°,7.

6 octobre. — T. le matin, 38°,2. On purge le malade avec de l'eau de Sedlitz; il a plusieurs garde-robes. T. le soir, 37°,9.

7 octobre. — T. le matin, 37°,8. On fait le pansement. Il s'écoule une matière glaireuse. Petit lavage boriqué. On remet une mèche de gaze.

12 octobre. — On enlève les fils. La plaie est presque entièrement fermée; cependant il s'en écoule un peu de sérosité.

28 octobre. — Le malade sort guéri.

Observation XVII (Inédite)

Recueillie dans le service de M. REYNIER, à l'hôpital Lariboisière.
Due à l'obligeance de M. ESTRABAUT, interne du service.

Appendicite subaiguë. — Intervention le 11ᵉ jour après le début des accidents. — Incision. — Drainage.

M. Pierre B..., 18 ans, entre le 16 décembre 1896 à l'hôpital Lariboisière.

La maladie a débuté il y a 9 jours par une douleur abdominale siégeant à la partie supérieure du ventre sans localisation à droite. Cette douleur a été, au début, accompagnée de vomissements. Au bout de 2 jours, les vomissements ont cessé, mais la douleur persiste et le malade n'a pas de garde-robes.

Il y a 2 jours le malade s'est purgé, ce qui occasionne de l'évacuation de liquides mais pas de matières fécales. En même temps, le malade a eu des frissons et de la fièvre.

A l'entrée dans le service, on constate que le faciès est bon, le ventre n'est pas tendu; mais, à la palpation de la fosse iliaque droite, on sent de l'empâtement, avec matité à la percussion. On provoque très nettement le point douloureux de Mac-Burney.

La langue est saburrale. La température 38°.

Le pouls est petit et lent. On ne compte que 52 pulsations.

Opération. — Pratiquée le 17 décembre.

Incision latérale. L'abdomen ouvert, ou trouve beaucoup de pus, auquel on donne issue. Après quelques recherches infructueuses, on laisse l'appendice. On draine. On ferme partiellement la plaie.

Suites opératoires. — Au bout de 4 jours, on enlève le drain et on le remplace par une mèche de gaze iodoformée.

On fait des lavages boriqués d'abord en exprimant des tampons dans la plaie, puis, plus abondants.

Peu à peu la suppuration se tarit, on enlève la mèche de gaze.

Le 27 janvier, la plaie est cicatrisée, de sorte que le malade peut sortir guéri le 3 février.

Actuellement (15 mars 1899) ce malade nous dit que depuis son opération, il éprouve de temps en temps dans la fosse iliaque droite des sensations de piqûres.

Dans les premiers jours d'août 1898, il souffrait davantage et le 22 il a eu une crise aiguë (vomissements, constipation, douleur, fièvre) qui a duré 4 à 5 jours.

Depuis cela, sous l'influence de la fatigue, il ressent de la douleur à droite et quelquefois même il a des vomissements.

OBSERVATION XVIII (Inédite)

Recueillie dans le service de M. REYNIER à l'hôpital Lariboisière.
Due à M. ESTRABAUT, interne du service.

*Appendicite subaiguë. — Abcès appendiculaire. — Incision.
Drainage.*

La nommée H..., cartonnière, est entrée à la salle Gosselin, hôpital Lariboisière, le 13 décembre 1896.

La maladie a débuté, il y a 3 jours, par une douleur vive généralisée à tout le ventre. Le lendemain la douleur est devenue plus vive et était surtout marquée dans la fosse iliaque droite. En même temps, la malade avait des vomissements jaunâtres le premier jour et verdâtres le lendemain, peut-être même fécaloïdes (car, au dire de la malade, ils sentaient très mauvais).

Elle prend une purgation et un lavement qui sont suivis d'évacuation, mais le ventre se météorise.

Au dire de la malade elle se plaignait souvent de douleur dans le ventre et a déjà eu des accès semblables à celui qu'elle a actuellement.

A son entrée, on constate que le ventre est difficile à palper ; néanmoins, il paraît souple ; mais à droite on sent un empâtement profond et on provoque le point douloureux de Mac-Burney. Il est vrai qu'à gauche on provoque une douleur symétrique.

Le faciès est bon, la langue est saburrale.

Le pouls est plein, mais rapide (110 pulsations).

La température est 36°9.

Le toucher vaginal ne dénote pas de lésions des *annexes* et l'utérus est mobile.

On soumet la malade au repos avec de la glace sur le ventre.

Le lendemain, la malade se trouve mieux ; les vomissements ont cessé, la température se maintient aux environs de 37°.

16 *décembre*. — La température le matin s'est élevée à 38°,4, mais le faciès et le pouls restent bons. Cependant l'intervention est décidée.

Opération. — Laparotomie latérale.

Après incision des téguments et de l'aponévrose superficielle on trouve les muscles très peu épais et dissociés ; tous les éléments de la paroi sont très saignants.

Après incision du péritoine, il s'écoule du pus peu épais, mal lié, pus qui est limité par des adhérences. En introduisant le doigt dans la poche, on ouvre un abcès plus profond, duquel s'écoule du pus fétide. On sent l'appendice dans la profondeur ; mais, comme il semble adhérent, on le laisse en place sans essayer de l'attirer.

On met dans la plaie une mèche de gaze iodoformée. On suture au catgut la partie supérieure de l'incision péritonéale, et on laisse la plaie béante en bas.

On ferme partiellement la paroi.

On recouvre la plaie d'un pansement iodoformé et l'on place de la glace sur le ventre.

Suites opératoires. — Elles ont été excellentes.

Le soir de l'opération, la température est 38°,4.

17 *décembre.* — T. le matin, 37°.

La malade a rendu des gaz et elle se trouve bien.

Les jours suivants, l'amélioration persiste.

La température oscille aux environs de 37°.

Le second jour on a enlevé la mèche de gaze iodoformée qu'on a remplacée par un petit drain qu'on laisse quelques jours seulement.

La plaie a un bon aspect.

On a supprimé, 4 jours après l'opération, la glace sur le ventre.

La plaie s'est peu à peu fermée, de sorte que le 27 janvier 1897, elle est complètement cicatrisée.

La malade ne souffre plus du tout dans le ventre et sort le 28 janvier 1897.

Actuellement (9 mars 1899) cette malade déclare que pendant l'année 1897, elle a ressenti presque continuellement des douleurs sourdes dans le côté droit du ventre; mais, elle n'a pas eu de crises.

Pendant l'année 1898, elle s'est trouvée mieux; rarement, elle ressentait une douleur sourde dans la fosse iliaque droite.

Mais, le 2 mars dernier, elle a eu des douleurs très vives dans la fosse iliaque droite, douleurs qui ont débuté à 9 heures du matin et duré environ jusqu'à 2 heures

après midi. De 9 heures à midi la malade a eu 4 vomissements alimentaires et glaireux. Cette femme paraît, d'ailleurs, décidée à suivre le conseil que lui a donné M. Reynier, de se faire opérer à froid.

Observation XIX (Inédite)

Due à M. Guillemain, chirurgien des Hôpitaux.

Extirpation de l'appendice à froid après deux crises. — Guérison.

Georges S..., 20 ans, tapissier, entre à l'hôpital Tenon, salle
Montyon, le 17 août 1898. Il se plaint d'une douleur localisée à la
droite et ayant débuté le 15 août.

Le malade a toujours joui d'une excellente santé ; cependant,
trois semaines avant son entrée, il eut une première crise abdominale qui dura 24 heures et suivit l'ingestion de boissons glacées.
Il n'eut ni nausées, ni vomissements ; mais, la constipation plus
marquée que de coutume (il est habituellement constipé) ne cessa
qu'avec les douleurs.

Le 15 août, le malade prit deux apéritifs glacés vers 5 heures
et dîna ensuite avec peu d'appétit.

Vers minuit, une douleur extrêmement vive se fit sentir, douleur d'abord localisée aux environs de l'ombilic, puis généralisée
à tout l'abdomen. La nuit fut très agitée, l'insomnie complète.
Pas de nausées ni de vomissements. Constipation absolue comme
la première fois.

Le matin, il tenta de se lever mais les douleurs le forcèrent à
garder le lit.

Le médecin ordonna de l'ipéca, puis du bouillon et de la limonade. Le malade eut deux vomissements. La constipation per-
sista.

Le 17 août, les douleurs étant nettement localisées dans la
fosse iliaque droite, l'intervention est conseillée et le malade entre à l'hôpital.

A l'entrée, la température est de 39°. Le malade n'a pas eu de frissons, le pouls est rapide.

La douleur est spontanée, très vive, avec exacerbation au moindre mouvement.

Le ventre n'est pas ballonné, plutôt excavé et dur. Les muscles pariétaux sont très contractés.

La palpation est partout très pénible mais surtout au niveau de la fosse iliaque droite.

Le point de Mac-Burney est très net.

Le faciès est un peu péritonéal.

On ordonne l'immobilité, la diète, la glace en permanence sur le ventre.

Le 18, le malade a une selle peu abondante, le ventre est moins dur, la palpation moins douloureuse.

Les jours suivants, la température s'abaisse peu à peu, le pouls est meilleur, le faciès aussi, le ventre est souple, douloureux seulement dans la fosse iliaque. On permet au malade l'usage du lait.

Cependant, cette tendance à la terminaison favorable est interrompue 2 ou 3 fois (du 18 août au 4 septembre) par de légères alertes caractérisées par une élévation de température et des vomissements.

Chaque fois on supprime le lait, on donne de l'opium et on applique de la glace sur le ventre.

La température reste normale.

Le 10 septembre, on intervient à froid.

Le malade est anasthésié à l'éther.

Laparotomie avec incision sur le bord externe du droit.

L'abdomen ouvert, on trouve que le cæcum est sain, on ne constate ni collection ni adhérences. La recherche de l'appendice est très laborieuse ; il est dirigé en bas et en dehors, et très adhérent. Il est réséqué.

A l'examen microscopique cet appendice semble sain dans toute son étendue ; il est blanc rosé, sans rétrecissement apparent, sans perforation. A l'extrémité inférieure on sent un petit calcul stercoral que l'on fait glisser jusqu'à l'orifice de section, ce qui prouve la perméabilité de la cavité.

Une petite portion d'épiploon est réséquée; on constate alors que celui-ci est adhérent en bas; en essayant de détacher ces adhérences on voit sourdre quelques gouttelettes de pus.

La plaie est suturée et drainée avec une mèche de gaze. Le soir température 37°,4.

Le lendemain 38°.

Le 12 septembre. Premier pansement.

La mèche est enlevée, il n'y a pas de suppuration. Température 37°.

Le 15 septembre. Etat général excellent. Le malade demande à s'alimenter.

Cet état persiste et le malade peut sortir guéri dans les premiers jours d'octobre.

Observation XX

Communiquée à la Société de Chirurgie, le 6 décembre 1893, par M. Quénu.

Appendicite à répétition. — Intervention dans l'intervalle des crises. — Libération du cæcum, sans résection de l'appendice. — Guérison.

Garçon de 15 ans, né chétif, — éprouvé successivement pendant ses premières années par une rougeole, une pneumonie, une angine diphtéritique.

Grand-père maternel diabétique, père glycosurique pendant 3 mois : pas de tuberculose dans les antécédents personnels ou héréditaires.

Cet enfant a, depuis l'âge de 10 ans, des digestions difficiles, des douleurs de ventre, de véritables indigestions nocturnes; l'appétit est plutôt augmenté, tendance à la constipation.

En octobre 1891, le jeune F... fut pris subitement la nuit de vives douleurs abdominales, ayant leur maximum dans la fosse iliaque droite, avec vomissements et diarrhée ; fièvre modérée, 38°,3.

La sensibilité de la fosse iliaque droite rendait toute exploration impossible.

Au bout de quelques jours de lit, les souffrances s'amendèrent et le calme revint.

Des crises semblables, mais moins violentes, se répétèrent ainsi tous les quinze jours, puis tous les mois, et enfin, s'espaçant davantage, tous les deux mois.

On le traita par l'opium et les vésicatoires.

Dans l'intervalle des accès, la région gardait une certaine sensibilité, sans offrir d'empâtement manifeste.

Un an après seulement, en octobre 1892, le médecin put sentir nettement, au niveau du bord externe du muscle droit, une petite tumeur indurée. Un autre médecin avait même pris cette induration pour un ganglion et avait ordonné l'huile de foie de morue.

Dès octobre 1892, les crises se rapprochèrent de plus en plus, mais perdant en durée. Ces crises s'accompagnent de plus en plus de phénomènes nerveux divers.

En novembre 1892, M. Cadet de Gassicourt, consulté, porta le diagnostic d'appendicite et conseilla la temporisation avec l'usage des révulsifs et un régime alimentaire approprié.

Nous fûmes consulté en 1893 et fûmes d'avis d'intervenir immédiatement.

Les parents attendirent encore, espérant toujours dans le traitement médical, et notre opération fut reculée jusqu'au 26 avril 1893.

La chloroformisation fut difficile, l'enfant étant extraordinairement nerveux et agité. Une incision sur le bord externe du muscle droit nous permit d'arriver sur une masse dure, mal limitée, recouverte par le grand épiploon qui bridait le cæcum et adhérait à la paroi abdominale, nous fîmes la résection de toute la masse épiploïque adhérente.

Après ligature en chaînes, les trois quarts de la surface cæcale furent libérés d'adhérences ; mais, au niveau du cul-de-sac, c'est-à-dire à l'insertion présumée de l'appendice iléo-cæcal, il nous fut impossible de contourner l'intestin qui restait attaché à la fosse iliaque par une sorte de gangue indurée, gangue où vraisemblablement se trouvait noyé l'appendice vermiforme. Après quelques tentatives modérées de détachement des adhérences, nous crûmes prudent de laisser les choses en l'état, et le ventre fut refermé avec une mèche de gaze iodoformée passant par l'extrémité inférieure de la plaie.

Les suites furent complétement apyrétiques.

Un mois après l'opération, l'enfant ressentit une seule fois pendant quelques heures un peu de douleur de ventre ; mais, fait intéressant, ces douleurs siégeaient exclusivement à l'épigastre, et la région de la fosse iliaque demeura absolument insensible, soit spontanément, soit à la pression.

Dès le mois de juillet, la santé générale s'était grandement améliorée, l'appétit et les digestions ne laissaient rien à désirer, et l'enfant put se livrer à toutes sortes d'occupations et de jeux auxquels il avait dû renoncer pendant les derniers mois de sa maladie.

M. Quénu, qui a revu dernièrement, — en décembre 1898, — son opéré d'il y a six ans, a bien voulu nous donner sur son état de santé les renseignements que nous lui demandions.

Ce « né chétif » est devenu un jeune homme vigoureux et superbe : il ne ressent aucune douleur du côté de son appendice. De plus, il n'a éprouvé, depuis mai 1893, aucun trouble digestif.

Observation XXI (Inédite)

Recueillie dans le service de M. Reynier, à l'hôpital Lariboisière
Par M. Estradaut, interne du service.

*Appendicite aiguë. — Perforation de l'appendice.
Ouverture de l'abcès. — Drainage. — Guérison.*

M. G..., 22 ans, garçon de café, a été pris le 21 juin 1896, dans la soirée, d'une douleur assez vive dans la fosse iliaque droite.

Cette douleur persistant et augmentant, il entre le surlendemain salle Lasègue (service de médecine).

Le malade était très constipé et avant de venir à l'hôpital, il avait eu chez lui de grands frissons.

Le diagnostic d'appendicite étant fait, le malade passe salle Ambroise Paré le 26 juin.

A son arrivée, on constate un empâtement localisé à la fosse iliaque droite avec un point douloureux au niveau de l'appendice. Le reste de l'abdomen est flasque et indolent.

Le malade n'est pas allé à la garde-robe depuis le début de son affection et le soir de son entrée il a une selle. Il n'a jamais eu de vomissements. La température le 23, à son entrée, était 39°,2. Le pouls est bon et plein. Le faciès est également bon.

Du 24 au 27, la température oscille entre 38° et 39°,2. Pas de vomissements.

Le 28 matin, T., 37°. Pouls 80, bon, faciès bon.

Le soir, T., 39°3.

Le 29 juin, matin, T., 39°. Intervention décidée.

Opération. — Le malade est chloroformisé.

Incision parallèle à l'arcade crurale.

Les différents plans incisés, on trouve l'intestin adhérent.

On incise le péritoine au-dessous de l'adhérence, l'épiploon fait issue aussitôt.

On agrandit l'incision du péritoine en haut et avec le doigt introduit dans la plaie.

On fait sourdre des gaz fétides aussitôt suivis d'issue de pus abondant. Après irrigation abondante à l'eau boriquée tiède on aperçoit une perforation à travers laquelle sort du pus et des matières fécales. On laisse l'appendice en place pour ne pas prolonger les manœuvres, dans un milieu septique.

On place un drain entouré de mèches de gaze iodoformée. On recouvre d'un pansement iodoformé.

Sur le pansement, on applique de la glace.

Suites opératoires. — Le soir de l'opération T. 38°,3. Le lendemain matin, T. 37°, soir, T. 37°,9.

1er *juillet.* — On fait le pansement, la plaie va bien. On remet le drain par lequel on fait un lavage à l'eau boriquée tiède.

Pansement iodoformé. Glace.

Le pouls est petit et un peu lent, 68 pulsations.

Pas de vomissements. Pas de ballonnement du ventre. Faciès bon, T., le matin 37°,4, le soir 37°,8.

2 *juillet.* — Même état, T. le matin 37°,2, le soir 37°,8.

3 *juillet.* — Le malade a souffert un peu plus cette nuit de son ventre, on lui a donné un lavement à la suite duquel il a eu quelques coliques. Langue sèche.

Le ventre n'est ni ballonné ni sensible.

Faciès bon. On a fait le pansement.

T., matin 37°,5, soir 38°. Pouls bon, 80 pulsations.

4 *juillet.* — En faisant le pansement, on retire un scybale de la grosseur d'une noisette.

Il s'écoule du pus.

T. le matin, 38°,1, le soir 38°,8.

Le ventre n'est pas douloureux à la pression.

Pas de vomissements. Langue sèche.

Le faciès est moins bon. Pouls petit, 80 pulsations.

T. le matin, 38°,1, le soir 38°,8.

Du 4 au 9 juillet. — Le malade va mieux.

T. varie le matin de 36°,6 à 37°,7, le soir de 36°,7 à 38°,4.

Du 9 au 20 juillet. — Le malade va bien.

La température est normale. La suppuration diminue peu à peu.

Du 20 au 28 juillet. — La suppuration se tarit, puis la plaie se cicatrise complètement, de sorte que *le 4 août* le malade part à Vincennes, en bonne santé.

Observation XXII (Inédite)

Recueillie dans le service de M. Reynier.
Due à M. Estrabaut, interne du service.

Appendicite perforante. — Incision. — Mort. — Autopsie. — Grosse collection enkystée sur-hépatique. — Péritonite généralisée.

M. Michel C..., conducteur de tramways, 33 ans, a eu, il y a trois ans, des douleurs dans la fosse iliaque droite ; il a été alors soigné à l'hospice Saint-Louis (Versailles), avec des lavements de glycérine et des purgatifs.

Le samedi 4 avril 1896, il a ressenti du malaise « comme une indigestion », dit-il. Il a eu des vomissements alimentaires. Il est resté au lit lundi et mardi, et le mercredi 8 avril, il entre à l'hôpital Lariboisière.

A son arrivée, on constate que le malade est dans un état alarmant. Il a des vomissements bilieux, douleurs dans la fosse iliaque droite qui présente de l'empâtement. Le malade a le hoquet, les yeux excavés, facies grippé, péritonéal.

Pouls fréquent. Fièvre (plus de 39°).

Opération. — En présence de cet état, M. Broca est appelé et opère d'urgence le malade 4 heures après son entrée.

Incision latérale droite.

L'abdomen ouvert, il sort une petite quantité de pus de la région appendiculaire. On draine et on laisse la plaie béante. Pansement compressif.

Suites opératoires. — 9 avril. — Température élevée persiste, 39°,8.

Vomissements bilieux. Facies toujours tiré. Pouls petit. Ventre douloureux. Absence d'émission de gaz et de matières.

10 *avril*. — On enlève le pansement. On constate qu'il ne s'écoule pas de pus par le drain

On l'enlève et on agrandit l'orifice.

On fait un lavage dans la plaie. Le liquide sort clair. On place un gros drain. Pansement.

La température a baissé. Vomissements verdâtres. Pas d'évacuation de matières. Facies toujours péritonéal. Pouls petit, l'état s'aggrave pendant la nuit et le malade meurt à 7 heures du matin le 11 avril.

Autopsie. — A l'ouverture de la cavité abdominale il s'écoule du pus et on trouve les anses intestinales recouvertes de pus concreté.

A la partie droite et supérieure, collection purulente enkystée par adhérences remontant sur le foie, collection sous phrénique abondante séparée de la région cæcale antérieure par des adhérences. Le petit bassin est rempli de pus ; en relevant le cæcum, on aperçoit une perforation par laquelle s'échappe un scybale de la grosseur d'une noisette, la perforation siège sur l'appendice à quelques millimètres de son insertion sur le cæcum.

L'appendice est accolé à la face postérieure du cæcum e adhérent ; on l'isole et on se rend compte de la perforation. L'appendice est rempli de pus.

Le cæcum ne présente aucune lésion ainsi que les autres organes.

Observation XXIII (Inédite)

Recueillie dans le service de M. Reynier, à l'hôpital Lariboisière.
Due à l'obligeance de M. Estanaut, interne du service.

Appendicite. — Intervention à chaud. — Résection de l'appendice. — Fistule consécutive. — Guérison.

M. Célestin D..., journalier, 20 ans, entre à l'hôpital Lariboisière le 21 novembre 1896.

Le 12 novembre dernier, il a ressenti dans le ventre quelques douleurs légères qui ont duré jusqu'à hier. Ce matin, à 6 heures, il a ressenti des douleurs plus vives et a présenté tous les symptomes d'une crise violente d'appendicite aiguë.

On l'a amené à l'hôpital où M. Potherat l'a immédiatement opéré.

Opération. — Le malade est soumis à l'anesthésie chloroformique.

Incision latérale. — L'abdomen ouvert, on trouve une masse épiploïque énorme, attirant l'intestin dans la fosse iliaque droite.

L'appendice est perdu au milieu de cette masse.

Le côlon ascendant est situé plus bas que d'ordinaire.

On résèque l'appendice et la masse épiploïque.

On trouve dans la cavité péritonéale une grande quantité de liquide louche et fétide. On fait un lavage boriqué. On draine avec une mèche de gaze iodoformée, et on ferme la plaie opératoire.

Suites opératoires. — Le lendemain et le surlendemain de l'opération le malade a quelques vomissements.

Le 25 novembre, l'état du malade paraît meilleur.

Le 26 novembre, on donne un purgatif. On change les mèches de gaze. Depuis ce jour jusqu'au 1er décembre, la température oscille autour de 38°.

Le 3 *décembre*. — La température atteint 39°,5. Le matin on défait le pansement, le ventre est ballonné.

Deuxième intervention. La plaie cutanée est encore ouverte, le plan profond est fermé; on enlève les fils. On débride les adhérences profondes, on arrive immédiatement sur l'intestin. On laisse un drain et une mèche de gaze.

Le soir, T = 39°,2. La température reste assez élevée jusqu'au 6 décembre où elle descend à 37°,5.

Alors le malade se sent beaucoup mieux. On change le pansement.

La température oscille pendant quelques jours autour de 38°. Les pansements sont régulièrement faits tous les deux jours. La plaie a tendance à bourgeonner ; on la touche au nitrate d'argent.

Le 26 décembre. — On trouve le pansement souillé de matières fécales.

Il existe une petite fistule stercorale.

L'intestin fait légèrement hernie dans la plaie. — On le repousse — et on fait le pansement.

1er janvier 1897. — Le malade a un bon état général, mais la fistule persiste.

Troisième opération. — Le 20 janvier on opère de nouveau.

On suture la fistule de l'intestin au catgut.

On draine avec une mèche de gaze iodoformée.

On ferme le péritoine et la paroi.

On laisse un fil d'attente.

28 janvier. — On change le pansement. — On enlève la mèche. — La plaie n'est pas réunie. — Il suinte un liquide un peu louche.

Ce suintement se tarit peu à peu et le malade sort guéri, en février.

OBSERVATION XXIV (Inédite). — Résumée

Recueillie dans le service de M. Reynier, par M. Estrabaut, interne du service.

Incision d'un abcès appendiculaire. — 2 Récidives.
Résection à froid de l'appendicite. — Guérison.

La nommée F..., modiste, 21 ans, entre salle Gosselin, hôpital Lariboisière, le 6 janvier 1897.

Le 14 juin 1895, on lui a incisé un abcès appendiculaire. Au bout de 2 mois elle a quitté l'hôpital.

En 1896, nouvel abcès appendiculaire qui a été incisé *le 31 mars.* La malade sort un mois et demi après.

Le 12 janvier 1897, on pratique la résection à froid de l'appendice.

Suites opératoires excellentes.

La malade sort guérie le 2 février.

Observation XXV (Personnelle)

Recueillie dans le service de M. Bazy, à l'hôpital Saint-Louis.

Abcès péri-appendiculaire. — Incision. — Drainage. — Guérison.
— Incision, puis suture de la vessie.

Jules M...., garçon de restaurant, âgé de 16 ans, entre salle Cloquet le 10 novembre 1898. Il a été pris il y a 8 jours, pour la première fois, de douleurs dans le ventre, douleurs légères au début qui lui ont permis de continuer son travail, mais qui depuis ont augmenté peu à peu d'intensité. Il y a 2 ou 3 jours, il a ressenti des frissons et a eu un peu de fièvre ; hier soir, il a commencé à vomir et les vomissements ont continué cette nuit et ce matin ; mais ces vomissements sont peu abondants. A l'entrée T. 37°,2.

Le malade est constipé depuis le début de ses douleurs et à son entrée dans le service, il y a 3 jours qu'il n'a eu de selles.

La langue est pâteuse, saburrale. Le ventre est ballonné. On trouve de la submatité dans la fosse iliaque droite.

La région abdominale est très douloureuse à la palpation ; on constate même une hyperesthésie cutanée très marquée.

La douleur est disséminée dans toute la région abdominale ; cependant elle paraît plus intense à droite et la pression détermine, au point Mac-Burney, une douleur plus vive que partout ailleurs. — On pense à une appendicite et on institue le traitement médical.

Du 11 au 22 novembre. — Le malade souffre toujours dans le ventre, mais la douleur n'est pas très vive.

La T. varie de 37° à 38°.

Le pouls est un peu rapide mais bon.

Le 23 novembre, le pouls devient plus rapide et plus petit.

En présence de la rapidité, de la faiblesse du pouls, et de la douleur généralisée à tout l'abdomen, on pense à la possibilité d'une péritonite généralisée et l'intervention est décidée.

Opération. — Le 24 novembre, le malade est chloroformisé.

On fait une incision médiane commençant à 2 travers de doigt au-dessous de l'ombilic et allant jusqu'à 2 travers de doigt de la symphyse pubienne.

Les muscles incisés, on tombe sur un réseau vasculaire qu'on suppose être l'épiploon et qui bientôt nous est démontré être la vessie qui remonte en adhérant fortement au tissu voisin et en partie au fascia péritonéal jusqu'à 2 travers de doigt de l'ombilic. On ferme la vessie par une double rangée de sutures en surjets au catgut. On prolonge alors l'incision intra-musculaire jusqu'à 1 centimètre de l'ombilic, on cherche à abaisser la vessie, on ne peut y parvenir qu'en incisant transversalement l'aponévrose pré-péritonéale, on voit alors les anses intestinales adhérentes épais-sies et sonores. On a la sensation qu'elles sont repoussées par une collection probable. On les sépare avec difficulté et à 3 centi-mètres environ de profondeur, le doigt ouvre un foyer d'où s'échappe un pus séreux, grisâtre, d'odeur fécaloïde ; il s'échappe, en outre, une grande quantité de gaz, ce qui a pu faire croire à l'ouverture de l'intestin. Ce sont ces gaz qui avaient donné lieu à la sonorité obtenue en percutant la tumeur.

On lave abondamment à l'eau bouillie ; la cavité est absolu-ment délimitée et on ne sent à l'intérieur aucune saillie suscep-tible de rappeler l'appendice.

Cette cavité plonge dans l'intérieur du petit bassin et l'oc-cupe tout entier.

On y met un gros drain.

La dépression causée par l'évacuation de l'abcès nous montre que la cavité péritonéale est ouverte au niveau de la partie supé-rieure de l'incision cutanée ; on voit là l'épiploon un peu violacé ainsi que la surface de l'intestin grêle. On y met une compresse de gaze aseptique et on ferme la paroi par une suture à trois étages.

Pansement collodionné.

Le soir de l'opération, la température est 37°,2. Le pouls est bon.

Les suites opératoires sont excellentes.

La suppuration est tarie peu à peu, et un mois environ après l'intervention, le malade quitte l'hôpital en bonne santé.

OBSERVATION XXVI (Inédite)

Recueillie dans le service de M. BAZY, à l'hôpital Tenon.

Abcès péri-appendiculaire. — Incision. — Drainage. — Guérison.

M. Jean G..., tourneur, 34 ans, a eu à 14 ans un érysipèle ; à part cela, il a toujours joui d'une bonne santé.

Il y a un an et demi environ, le malade a été pris subitement de douleurs abdominales, d'étouffements, de nausées et de vomissements. Au bout d'une heure, tout est rentré dans l'ordre et il ne ressentait plus que de la fatigue. Il n'a pas interrompu son travail.

Pendant un an, rien d'anormal ; mais, le malade est en général constipé.

Au mois d'avril dernier, le malade est pris à nouveau de douleurs dans le ventre ; il éprouve une sensation d'étouffement et il a des vomissements. Il reste quatre jours au lit. On lui donne un purgatif et il reprend ses occupations.

Le 14 mai, le malade souffre dans le ventre et accuse de la constipation.

Son ventre est dur. Les douleurs augmentent peu à peu ; elles deviennent intolérables et obligent le patient à se mettre au lit.

On le purge et on lui donne des lavements.

Les douleurs se calment peu à peu. Elles se réveillent à la suite de fatigue, puis diminuent par le repos.

Le malade entre à l'hôpital Tenon, *le 29 mai 1896.*

Il se plaint de douleurs sourdes dans le ventre.

La température est 37°,2.

A la palpation, *le 3 juin,* on constate dans la fosse iliaque droite, à 2 travers de doigt au-dessus de l'arcade crurale, une masse allongée, irrégulière, à grosses nodosités, s'étendant de la ligne médiane à 2 travers de doigt de l'épine iliaque antéro-supérieure. Cette masse présente une étendue de 7 à 8 centimètres de longueur sur 4 centimètres de largeur. Elle est adhérente à la fosse iliaque et non douloureuse à la pression.

Le toucher rectal est négatif.

Opération. — Elle est pratiquée par M. Bazy, *le 4 juin.*

Incision oblique de 8 centimètres environ parallèle à l'arcade crurale et à 3 centimètres au-dessus d'elle. Après avoir incisé les muscles, on tombe sur des adhérences épaisses, fermes ; on cherche à s'y reconnaître et on ne trouve que des franges épiploïques. On se porte en dedans et on ouvre le péritoine ; celui-ci est immédiatement protégé par une compresse aseptique et en décortiquant au niveau de la fosse iliaque interne, on arrive sur un abcès d'où sort un pus épais, crémeux et odorant, qu'on recueille avec une pipette. (L'examen bactériologique a montré que ce pus contenait des coli-bacilles en grande quantité et des strepto-coques.)

On cherche l'appendice qu'on ne trouve pas *a priori* ; mais on n'insiste pas dans cette recherche.

Le doigt introduit dans la cavité plonge dans le petit bassin. On fait un lavage à l'eau bouillie et, après avoir établi un drainage à l'aide d'une mèche de gaze iodoformée, on ferme la paroi par trois plans de sutures.

La plaie opératoire est recouverte d'un pansement iodoformé.

Les suites opératoires sont bonnes.

Peu à peu, la suppuration se tarit, et le malade quitte l'hôpital en bonne santé.

Observation XXVII (Inédite)

Due à l'obligeance de M. Guillemain, chirurgien des hôpitaux.

Appendicite aiguë (seconde atteinte). — Résection. — Guérison.

Émile M..., 18 ans, a déjà été soigné une fois à l'hôpital pour une appendicite aiguë légère. Il n'avait pas de fièvre, ni de vomissements. Mais, à la palpation, on trouve dans la fosse iliaque droite une tumeur allongée, bien accessible, du volume du doigt.

Au bout d'une dizaine de jours de traitement médical, le malade quitte l'hôpital, ne ressentant plus rien.

Le 14 *septembre* 1898, le malade revient à l'hôpital, atteint comme la première fois d'appendicite.

Après trois jours de traitement médical, en présence de la persistance des symptômes, on décide d'intervenir.

Opération. — Elle est pratiquée *le 17 septembre*, sous le chloroforme.

Incision de Roux.

L'abdomen ouvert, on tombe sur un magma inflammatoire réunissant l'épiploon, le côlon, une anse du grêle et l'appendice situé au-devant de tout, mais méconnaissable tout d'abord et masqué par des adhérences.

On libère l'épiploon, on le lie et on le réséque, puis on procède à la libération de l'appendice qui est très laborieuse.

Cela fait, on le lie à la soie à sa base, au ras du cæcum, puis on le sectionne.

On essaye de faire un petit surjet par-dessus, mais c'est tellement friable qu'on n'y réussit pas.

On place un drain au milieu des adhérences rompues.

Enfin on referme la paroi, en ne laissant que le passage du drain, par une suture à 3 étages.

Au cours de l'opération, M. Guillemain a constaté une perforation de l'appendice près de sa base et un petit calcul stercoral noir, du volume et de la forme d'un grain de ricin, à moitié sorti de l'appendice et au milieu des adhérences intestinales. L'appendice ne contient pas de pus.

Les suites opératoires sont très bonnes et apyrétiques.

Au bout de cinq jours on enlève le drain.

Le malade peut sortir guéri vers le milieu d'octobre.

OBSERVATION XXVIII (Inédite)

Due à M. GUILLEMAIN, chirurgien des hôpitaux.

Péritonite généralisée. — Appendicite suppurée. — Laparotomie médiane et latérale. — Drainage sans extirpation de l'appendice. — Crises d'appendicite consécutives. — Résection à froid de l'appendice. — Guérison.

M. K... entre à l'hôpital Bichat, dans la nuit du 1ᵉʳ août 1897.

Il présente les symptômes d'une péritonite généralisée d'origine appendiculaire.

On l'opère aussitôt.

Première opération. — Le malade est soumis à l'anesthésie chloroformique.

On fait une laparotomie médiane.

L'abdomen ouvert, on trouve les anses intestinales agglutinées entre elles et couvertes de fausses membranes.

On constate un empâtement au niveau de l'appendice et on fait une incision latérale en ce point. On tombe, au niveau des anses intestinales, sur un abcès que l'on incise.

On n'enlève pas l'appendice.

On se contente de placer un gros drain dans la plaie latérale et on n'en met pas au milieu.

La suppuration diminue ; au bout de 8 jours le drain peut être enlevé.

Les suites opératoires sont très bonnes.

Le malade quitte l'hôpital Bichat, le 12 octobre 1897.

Quelques jours après, *le 19 octobre*, le malade éprouve une sensation d'étouffement, une douleur vive dans la fosse iliaque comme avant l'opération, dit-il, et il n'a ni selle, ni émission de gaz.

Cette crise se termine au bout de 24 heures.

En *novembre 1897, mai et juillet 1898* nouvelles attaques d'appendicite.

Chaque crise est annoncée par une période plus ou moins longue de grande lassitude, malaise général et constipation. La douleur apparaît ensuite, d'abord localisée soit à la région épigastrique, soit sous les fausses côtes, puis irradiée à tout l'abdomen.

C'est un endolorissement général à la fin avec des élancements très douloureux dans la fosse iliaque droite.

Chaque crise dure 7 à 8 jours, avec arrêt absolu des matières fécales mais non des gaz.

Les douleurs ne cessent qu'avec la constipation.

On n'observe habituellement ni nausées ni vomissements. Seule la dernière crise fut caractérisée par l'apparition de vomissements d'abord alimentaires puis bilieux et verdâtres.

Le malade se décide à entrer à l'hôpital Tenon, le 1er septembre 1898.

A ce moment, il ne souffre pas, le ventre est normal, ni ballonné, ni rétracté. La palpation n'est pas douloureuse. On sent un léger empâtement dans la fosse iliaque droite.

Opération. — Elle est pratiquée le 6 septembre.

On fait l'incision au bord externe du grand droit ; on constate des adhérences intestinales généralisées, reliquat de la péritonite.

On libère les adhérences précæcales.

L'appendice caché derrière le cæcum est assez difficile à atteindre ; il est très long, sclérosé, rétréci par places, adhérent de partout.

On le résèque et on ne trouve rien dans sa cavité.

On referme complètement, sans drainer la paroi abdominale, par une suture à trois étages.

La plaie opératoire est recouverte d'un pansement au dermatol.

Le malade a bien supporté l'anesthésie commencée à l'éther, terminée au chloroforme.

Le soir de l'opération la température est 38°.

Les jours qui suivent l'état général est très bon.

Les suites opératoires sont satisfaisantes, et il ne se produit rien d'anormal, sauf une rétention d'urine qui a duré 2 jours.

M. Guillemain a revu son opéré en février 1899; et son état de santé est excellent.

OBSERVATION XXIX (Inédite)

Recueillie dans le service de M. BAZY, à l'hôpital Saint-Louis.

Appendicite. — Abcès intra-péritonéal. — Incision. — Prosphysectomie à froid. — Éventration consécutive. — Cure radicale. — Guérison.

David B..., 16 ans, tourneur, en pleine santé, sauf quelques nausées la semaine précédente, a été pris brusquement le lundi 28 février 1898 vers 10 heures du matin de coliques qui, d'abord intermittentes, deviennent continues en augmentant d'intensité jusqu'à six heures du soir. Le malade se met au lit et la douleur l'empêche de dormir.

Constipation absolue.

Le lendemain matin, la douleur semble se localiser à droite, les parents donnent un purgatif qui provoque des selles abondantes.

Il n'y a ni vomissements, ni nausées.

La nuit suivante est mauvaise, le malade ne peut dormir.

Le mercredi on fait venir le médecin ; il fait le diagnostic de péritonite, prescrit de l'opium. T. 38°,3.

Le malade est dans un état de stupeur assez marqué, sans délire ; il dort un peu la nuit suivante.

Le jeudi matin, le médecin constate de l'empâtement dans la fosse iliaque droite, T. 38°,3. Pouls 145 — ; il fait entrer le malade à l'hôpital.

Actuellement, 2 *mars*, le malade est dans le décubitus dorsal, les yeux tirés, le nez pincé.

Pouls fort et ample : 100, T. 37°.

En découvrant l'abdomen, on voit une tuméfaction de la fosse iliaque droite et à la palpation on trouve un empâtement douloureux.

On prescrit de la glace sur le ventre et de l'opium à l'intérieur.

Le 5 mars. — T. 37°. Pouls normal.

L'abcès de la fosse iliaque tend à se localiser.

Le ventre est moins tendu et même souple dans la fosse iliaque gauche.

Opération. — Elle est pratiquée le 7 mars, sous le chloroforme.

Incision de 7 à 8 centimètres parallèle à l'arcade crurale et à 1 centimètre et demi environ au-dessus d'elle, au niveau du foyer.

Les muscles incisés, on ouvre le foyer purulent d'où il sort un liquide séro-purulent contenant de nombreux grumeaux et des gaz très fétides. On fait un lavage de la cavité avec de l'eau bouillie contenant un peu de sublimé. On éponge le liquide et le doigt peut plonger dans la cavité et arrive très facilement, en détruisant des adhérences excessivement peu résistantes jusque dans le petit bassin. On éponge avec une compresse aseptique et on peut alors voir les anses intestinales, recouvertes de fausses membranes qui forment la paroi même du foyer. Il s'agit d'un abcès intra-péritonéal. On ne voit pas l'appendice et on ne le cherche pas. On met jusque dans le petit bassin un drain et de la gaze aseptique, et, dans la fosse iliaque, une mèche de gaze iodoformée. On rétrécit la plaie par quelques points de suture et on fait un pansement iodoformé, collodionné que l'on recouvre de glace.

Dès le lendemain de l'opération le malade va beaucoup mieux et la température est normale. Les douleurs sont disparues.

Les jours suivants, l'appétit revient, la suppuration se tarit.

Le 13 avril, le malade quitte l'hôpital, sa plaie complétement fermée.

Le malade, au bout de quelque temps, éprouve quelques coliques mais ses fonctions digestives sont normales.

Il rentre à l'hôpital, le 17 mai, pour se faire opérer à froid.

2ᵉ intervention. — Elle est pratiquée *le 6 juin* 1898, le malade est chloroformisé.

Incision au niveau de l'ancienne cicatrice.

L'abdomen est presque immédiatement ouvert sur une étendue de 2 centimètres.

En introduisant le doigt pour conduire les ciseaux destinés à aggrandir l'incision, on sent immédiatement une saillie du volume d'un haricot, située au milieu d'une petite corde adhérente à la paroi abdominale.

On reconnaît l'appendice. Il est adhérent aux tissus voisins par un tissu cellulaire lâche ainsi que le cæcum. On est tombé en plein dans le foyer de l'abcès dont il ne reste comme vestiges que ces adhérences. Elles sont détachées. L'appendice est réséqué après ligature au catgut. Section au thermo-cautère.

On referme la paroi. Pansement iodoformé.

Les suites opératoires sont excellentes. La température normale.

Le malade part à Vincennes complétement guéri *le 2 juillet* 1898.

Le 5 décembre 1898, David B... rentre dans le service présentant une éventration au niveau de l'incision, éventration que le malade a remarquée 2 mois environ après l'opération.

Au niveau de la cicatrice, on sent un orifice ovalaire long d'environ 5 centimètres et large de 2 doigts, circonscrit par un rebord tranchant. La paroi à cet endroit est très dépressible et lorsque le malade tousse, on voit la peau se soulever.

3ᵉ intervention. — *Le 20 décembre* 1898, le malade est chloroformisé.

Incision sur la cicatrice. On tombe immédiatement sur le péritoine. On ouvre largement l'abdomen ; le cæcum apparaît. On cherche le point d'insertion de l'appendice et on ne voit qu'un tout petit nodule du volume d'un petit pois. On sépare le péritoine, les muscles et la peau. On suture par trois plans et on prolonge la suture au delà des incisions à cause de l'écartement des fibres.

On recouvre la plaie opératoire d'un pansement antiseptique.

Suites opératoires excellentes.

Le malade sort guéri le 8 janvier 1899.

Observation XXX (Inédite)

Due à l'obligeance des Drs Austin (de Paris) et Du Bouchet (d'Odessa)
ancien interne des hôpitaux de Paris.

Appendicite aiguë. — Expectation. — Amélioration, puis aggravation. — Opération. — Phlegmon gangréneux de la paroi, consécutif et nécessitant deux interventions. — Guérison complète.

Miss H..., 21 ans, a déjà eu, en décembre 1894, une péritonite soignée médicalement et qui a duré environ un mois. De plus, la malade dit qu'en septembre 1894, elle avait vomi du sang.

Le mardi 11 mai, elle a eu froid. Elle a été prise dans la nuit du mercredi au jeudi de violentes douleurs à l'épigastre pour lesquelles sa sœur lui administre un grand verre de genièvre. Les douleurs persistent.

Le *jeudi* vers midi, les vomissements commencent et durent jusqu'au soir.

Le Dr Austin, appelé le soir, constate une douleur épigastrique intense ; le ventre n'est pas tendu, la fosse iliaque est facilement dépressible. Pas de douleur à la pression. Pouls normal. Facies bon, langue sèche. Il fait 2 injections de morphine à 0,01 (à une demi-heure d'intervalle), la douleur et les vomissements cessent.

14 *mai*, matin. — Après une bonne nuit, les douleurs recommencent, pas de vomissements. Émission de gaz. Douleur dans la fosse iliaque droite. Pouls 120, T. 39°,5. Injection de morphine qui supprime la douleur. (4 sangsues, glace, immobilité, lait, champagne). Ventre ni tendu, ni ballonné, sensible partout à la pression.

Le soir, pas de douleur, mais tout le liquide absorbé est rejeté. T. 40°,3. Pouls 120. Emission de gaz.

Vers 10 heures, frisson d'une demi-heure, puis sueurs profuses 3 heures après.

15 *mai*, matin. — Bonne nuit. T. 38°,4. Pouls 114.

Ni douleurs, ni vomissements. Emission de gaz.

Soir. Douleur réapparaît. (Injection morphine). T. 40°,6. Pouls 130.

La malade qui n'avait pas uriné spontanément depuis 36 heures a une miction.

On sent pour la première fois le boudin cæcal.

Aucune défense de la paroi.

16 *mai*. — T. matin 40°,1. Pouls 120.

Le D^r Du Bouchet, appelé en consultation, d'après les symptômes généraux joints aux signes locaux, considère un abcès comme certain.

C'est alors que le professeur Terrier voit la malade ; comme elle était à la fin de ses règles, il conseille l'expectation.

17 *mai*. — Etat général amélioré.

T. le matin 38°,8, le soir 39°,7.

Pouls, le matin 110, le soir 112.

Rétention d'urine qui dure jusqu'au 23 (cathétérisme pratiqué matin et soir).

18 *mai*. — T. le matin, 37°,7; le soir, 38°,5. Pouls le matin 98; le soir 112.

Le ventre n'est pas tendu et peu douloureux.

On ne sent plus le boudin cæcal, mais un empâtement diffus.

19 *mai*. — T. le matin, 38°,6; le soir 38°,4. Pouls le matin et le soir 110.

La nuit a été bonne. Etat général très amélioré, a eu quelques nausées, quelques coliques suivies d'émission de gaz.

20 *mai*. — T. le matin, 39°,8; le soir 38°,8. Pouls 112.

La malade a souffert dans la nuit, elle a la figure fatiguée. Coliques et émission de gaz. Douleur intense dans la fosse iliaque droite.

Le professeur Terrier est appelé et fait transporter la malade à la maison de Santé de la rue Bizet.

L'intervention décidée a lieu le lendemain, 21 mai.

Opération. — Incision de Roux.

On trouve le péritoine libre d'adhérences sauf le cœcum plaqué dans la fosse iliaque.

On commence par faire avec de la gaze stérilisée une digue complète, en haut, en dedans et en bas ; puis, on décolle les adhérences de la face postérieure du cæcum et il s'écoule un verre à bordeaux de pus fétide avec des gaz, dans lequel nage l'appendice complètement sectionné à sa base par le sphacèle. On nettoie le foyer avec de la gaze ; on change une partie de la digue par trop souillée, on met deux gros drains en canon de fusil et on rétrécit un peu la plaie pariétale par quelques points de suture.

Rien n'est fait sur le cæcum.

Le soir, T. = 37°,5.

22 mai. — Pas de miction spontanée (Cathétérisme).

T. le matin, = 38°,6 ; le soir = 38°,4. Pouls 110.

23 mai. — Mictions spontanées.

T. le matin = 38°,1 ; soir 37°,5.

24 mai. — Lavement qui ne ramène rien.

T. le matin, = 38 ; soir 38°,2. Pouls 110.

25 mai. — T. le matin, 38°,4 ; soir, 39°.

On enlève les fils, un foyer de suppuration s'est reproduit.

26 mai. — T. le matin, 38°,6.

Seconde intervention. — M. Terrier incise largement un phlegmon gazeux (crépitation) qui s'est développé dans la paroi au-dessus et en dehors de l'incision de la première opération. Les muscles sont disséqués par du pus mêlé de gaz très fétides. On fait un lavage, et on cautérise au thermo.

Le soir. T. = 38°,4.

27 mai. — T. matin, 38°,4 ; soir, 38°, 1.

Lavage à l'eau oxygénée.

La malade a une teinte subictérique. On lui donne de la limonade purgative qui amène plusieurs selles.

28 *mai.* — T. matin, 37°,6 ; soir, 37°,5.

La plaie sent très mauvais.

29 *mai.* — T. matin, 37°,4 ; soir, 38°,4.

Persistance de la teinte subictérique.

30 *mai.* — T. matin, 37°,7 ; soir 38°,1.

La plaie sent moins mauvais. Plusieurs eschares du tissu cellulaire sont éliminées et ramenées par l'eau oxygénée.

31 *mai.* — T. matin, 37°,9 ; soir, 38°,2.

Le lavage à l'eau oxygénée ramène encore du tissu cellulaire sphacélé.

1ᵉʳ *juin.* — T. matin, 37°,7 ; soir, 37°,9.

Les deux drains sont enlevés ; en appuyant au niveau du bord antérieur du foie on fait sortir du pus par la plaie.

2 *juin.* — T. matin, 37°,8 ; soir, 38°,3.

Le lavage à l'eau oxygénée ramène un gros morceau de tissu cellulaire sphacélé. La teinte subictérique diminue.

3 *juin.* — T. matin, 37°,6 ; soir, 37°,7.

On ramène toujours, par la pression, du pus qui vient d'en haut.

Jusqu'alors on avait fait deux pansements par jour.

Du 4 au 5 juin, on ne fait plus qu'un pansement par jour.

T. oscille le matin entre 36°,9 et 37°,2 ; et le soir entre 37°,4 et 38°,5.

8 *juin.* — T. matin, 37°,3 ; soir, 39°,6.

Deux pansements. La malade souffre dans le côté droit au niveau du foie.

Du 9 au 16 juin. — T. oscille le matin entre 36°,4 et 37° ; et le soir, entre 37°,5 et 39°,3.

La douleur persiste au niveau du foie.

17 *juin.* — T. matin, 37°,3 ; soir, 38°,3.

On trouve de la fluctuation au niveau du bord inférieur de la cage thoracique.

18 *juin.* — T. le matin, 36°,5.

Troisième intervention. — M. Terrier débride une fusée qui s'était faite au niveau du bord inférieur de la cage thoracique ;

et, en plus de cette incision, il résèque un cartilage costal qui était nécrosé. Drainage.

T. le soir, 38°,7.

19 *juin*. — T. matin, 37°; soir, 37°,5.

20 *juin*. — T. matin, 36°,7; soir, 37°,4. Drainage supprimé.

26 *juin*. — La malade se lève.

Le 3 juillet, elle quitte la maison de santé; il reste une petite partie de la plaie, non cicatrisée.

5 *juillet*. — Toute la plaie est cicatrisée.

Actuellement (*mars 1899*) l'opérée, qui pendant quelque temps ne pouvait se tenir droite, se tient très bien et sa santé est excellente.

OBSERVATION XXXI (Personnelle)

Recueillie dans le service de M. RICARD, à l'hôpital Saint-Louis.

Appendicite. — Péritonite enkystée à foyer très étendu. Résection de l'appendice. — Guérison.

Mlle Louise P..., 15 ans, entre à l'hôpital le 18 février 1899.

Elle avait toujours été bien portante, n'avait jamais eu de crise d'appendicite, lorsque *le 14 février*, dans la soirée, elle accuse de l'inappétence et une légère douleur dans le ventre. Au milieu de la nuit, elle a des vomissements alimentaires d'abord, puis muqueux.

Le lendemain matin, la malade se plaint de douleurs plus intenses dans le ventre.

Son facies est pâle, sa langue sèche.

Le médecin trouve le ventre souple, mais la pression provoque un point douloureux dans la fosse iliaque droite.

Le soir, la température est 39°,1 et le pouls 128.

Il y a des garde-robes spontanées.

Le 16 *février*, T. le matin, 38°,3; dans la matinée 3 selles diarrhéiques. Les douleurs abdominales deviennent beaucoup plus intenses avec exagération dans la fosse iliaque droite.

Dans la soirée, quelques vomissements porracés.

T. le soir, 39°,8. Le pouls est petit, 128 pulsations.

17 *février.* — Les vomissements verdâtres persistent.

Intolérance stomacale absolue. Visage grippé. Hyperesthésie cutanée abdominale très marquée. (La malade ne pouvait pas supporter le poids de la couverture.)

L'abdomen reste souple, quoiqu'il commence à se ballonner uniformément.

La douleur persiste diffuse.

T. le soir, 37°,6. Pouls 120, petit.

Cependant la malade se trouve mieux.

18 *février.* — M. Ricard fait entrer la malade à l'hôpital Saint-Louis.

On constate que le facies est pâle, les yeux légèrement excavés.

Le ventre est uniformément tendu, le pouls fréquent (108), assez petit. T. 37°,8.

En présence du ballonnement du ventre, de la dissociation du pouls et de la température, de la non-localisation des phénomènes abdominaux, on craint de la péritonite diffuse, et l'intervention est décidée.

Opération. — La malade est soumise à l'anesthésie chloroformique.

On fait l'incision comme pour la ligature de l'iliaque externe.

A l'ouverture du péritoine, il s'écoule un peu de liquide louche, fétide.

On trouve très facilement l'appendice qui présente une apparence sphacélée, gangrénée jusqu'à sa base, à son insertion au cæcum, portant à sa partie moyenne une perforation par laquelle s'échappent trois petits scybales du volume d'un gros pois. On résèque l'appendice, on touche au thermocautère sa base d'insertion. On constate, en outre, qu'entre les anses intestinales ambiantes se trouve un peu de sérosité ; de même on en trouve aussi dans le petit bassin que l'on draine.

On place un autre drain dans l'intervalle des anses intestinales, là où était la sérosité.

On suture la paroi par un seul plan avec des fils d'argent. Pansement aseptique.

Le soir de l'opération. T. 38°,6. Pouls 120. Pas de vomissements. Faciès bon. Urines abondantes. Le ventre ne paraît pas tendu.

On a fait une injection sous-cutanée de 500 gr de sérum artificiel.

19 février. — Nuit bonne, calme.

T. le matin, 38° ; le soir, 37°,2.

Pouls, le matin, 108° ; le soir, 92° et plein.

500 gr d'urine. Selles spontanées. Le faciès est bon, plutôt congestionné. Langue humide, bonne.

20 février. — Bon état général persiste.

T. matin, 37° ; soir, 37°,8.

21 février. — Le pouls est bon. On fait le pansement. Les drains fonctionnent bien. Les fils d'argent sont entourés d'une zone rouge. Mais le ventre est souple et l'état général bon.

T. matin, 37°,6 ; soir, 37°,8.

22 février. — T. le matin, 37°,5.

Le soir, la température, 38°,4. Pouls, 96°. Le bon état général persiste.

En présence de l'élévation de la température, on fait le pansement.

On constate qu'un petit foyer purulent s'est formé autour des 2 fils, les plus rapprochés des drains. On les sectionne.

Le ventre est souple, la langue légèrement saburrale.

24 février. — T. 38°,6.

Les autres fils d'argent sont enlevés parce qu'un petit foyer s'était formé autour d'eux.

La plaie drainée est recouverte d'un pansement humide.

Du 25 au 28 février. — T. matin, oscille entre 36°,8 et 37°,6. T. le soir, oscille entre 38° et 38°,4.

L'état général s'améliore de jour en jour et devient excellent. La malade a bon appétit. La suppuration persiste mais diminue

10.

et on remplace le drain par une mèche de gaze stérilisée. La plaie se rétrécit. On continue les pansements humides.

Du 1er au 10 mars. — T. varie le matin, entre 36°,6 et 37°,2 ; et le soir 37°,2 à 38°,2.

La suppuration diminue beaucoup et est presque tarie. On fait des pansements secs. La plaie est aux trois quarts fermée.

Le 13 mars. — T. le matin, 36°,8 ; le soir, 37°.

Pansement sec. On touche la plaie avec la teinture d'iode. Plus de suppuration. La plaie n'est pas complètement fermée.

Le 17 mars. — Température normale. Pas de suppuration. La plaie est presque entièrement cicatrisée. L'état général est excellent.

Le 25 mars. — La malade peut se lever. État général toujours excellent.

Observation XXXII (Inédite)
Due à l'obligeance de M. Legueu, chirurgien des hôpitaux.
Péritonite généralisée d'origine appendiculaire. — Laparotomie. Guérison.

M. F..., 42 ans, était malade depuis 8 jours, il souffrait d'une douleur localisée d'abord à gauche, puis généralisée à tout l'abdomen, avait des nausées et était constipé ; de plus il avait de la fièvre et le 12 *janvier* 1899 sa température était de 39° et le pouls 140. Lorsque le vendredi 13 *janvier* matin M. Legueu fut appelé près de lui, il constata à ce moment les signes d'une péritonite généralisée ; le ventre est ballonné. La température est à 39°, et le pouls 140.

Le malade n'a pas eu de vomissements, mais il est très constipé, depuis 3 jours il n'a rendu ni gaz ni matières.

On note du tympanisme et un bruit hydroaérique dans toute la zone ombilicale et même au-dessous.

La région abdominale présente partout de la sensibilité, sauf pourtant au niveau de l'estomac.

A la palpation, on ne trouve pas d'empâtement, pas de collection appréciable mais la douleur est plus marquée dans la fosse iliaque gauche ; sous le chloroforme, la contracture disparaît.

M. Legueu, après avoir examiné le malade, conseille l'intervention immédiate, celle-ci est pratiquée 5 heures après.

Opération. — Le malade est chloroformisé. On fait la laparotomie médiane avec une incision de 15 centimètres.

L'incision du péritoine fait voir qu'il contient du pus et l'abdomen ouvert, on aperçoit des anses intestinales agglutinées par du pus concrété et du milieu de ces anses, il sort de la sérosité purulente.

La main introduite dans chacune des 2 fosses iliaques successivement permet d'évacuer des flots de pus et il en sort environ 1 litre et demi non enkysté et dans lequel baignaient les anses intestinales.

On place deux gros drains dans chacune des fosses iliaques.

On ne fait pas de lavage.

L'opération a duré environ un quart d'heure.

Suites opératoires. — Le lendemain de l'opération le malade va mieux. Il a une selle spontanée. Pouls 130 pulsations, bien marqué, température 38°. Le faciès est meilleur.

Le 15, le malade a encore une selle spontanée.

Pouls 120. Température 38°.

L'état général est assez satisfaisant.

Du 16 au 20, la fièvre diminue, l'état général va en s'améliorant de jour en jour. Mais le 21 la température augmente et à la palpation on trouve de la fluctuation dans la fosse iliaque gauche.

Le lendemain, 22 janvier, sous le chloroforme, on incise cette collection qui est énorme. Le drain placé par la plaie abdominale s'était déplacé et cette nouvelle collection s'est effectuée au-dessous du drain.

A la suite de cette nouvelle évacuation, le malade est de suite soulagé.

Le surlendemain 24, la température remonte à nouveau, et se plaint de douleur dans la jambe gauche.

Le 25, cette jambe est augmentée de volume, il est évident qu'il y a une phlébite de la veine fémorale.

On la place dans une gouttière ouatée.

La jambe et la cuisse restent quelque temps douloureuses, mais au bout de huit jours le malade ne se plaint plus de sa jambe.

Alors survient un nouvel accident, le malade avait depuis 3 années une hernie inguinale droite épiploïque.

Vers le 20 *février* le malade accuse de la douleur au niveau de la hernie, celle-ci devient dure et douloureuse. La température remonte un peu, il s'agit d'une épiploïte herniaire ; en quelques jours la douleur et la température deviennent telles, qu'il est nécessaire de pratiquer une opération de ce côté.

A l'incision, on trouve un flot de pus accumulé au niveau de l'épiploon en plein sac herniaire.

M. Legueu pratique alors une cure radicale régulière de cette hernie. L'épiploon attiré est ligaturé dans une portion saine. Le sac est excisé entier, et la plaie réunie par des sutures appropriées. On fait cependant un drainage à cause de la suppuration.

On suture comme d'habitude. Au bout de 8 jours, nouvelle ascension de la température et sous la peau, réunie par première intention, une nouvelle suppuration qui nécessite la séparation des lèvres de la plaie opératoire s'est produite.

15 *mars*. — La suppuration continue à ce niveau ; mais elle est limitée.

Les drains sont retirés des plaies abdominales et celles-ci sont fermées.

La jambe est retirée de l'appareil et l'œdème a complétement disparu.

20 *mars*. — État général excellent, le malade peut se lever.

Observation XXXIII, in Thèse Olivier, Lyon, 1898.

Appendicite suppurée avec énorme abcès lombaire. — Larges incisions en arrière. — Drainage. — Malade opéré par M. le P Poncet, le 15 janvier 1894. — Guérison définitive depuis lors.*

Docteur X..., 29 ans, a été atteint le 5 décembre 1893 d'accidents appendiculaires aigus avec température oscillant entre

39° et 40°. Traitement médical jusqu'au 15 janvier. A cette date le malade est vu par M. le Pr Poncet qui constate un énorme abcès lombo-iliaque droit d'origine appendiculaire.

État général mauvais depuis plus d'un mois. Température en clocher oscillant entre 39° et 40°. Pleurésie droite de la base remontant jusqu'à l'angle inférieur de l'omoplate. Le même jour, M. Poncet, assisté de M. Jaboulay, pratique après éthérisation une large incision lombaire.

Il s'écoule un litre de liquide d'abord séro-purulent, roussâtre, fétide, pas d'odeur fécaloïde appréciable. Large drainage.

A partir de cette intervention, amélioration progressive, cicatrisation complète le 20 avril.

Le malade a écrit à M. Olivier qu'il était absolument guéri depuis l'opération.

CONCLUSIONS

I. — La plupart des cas d'appendicite sont justiciables de l'intervention chirurgicale ; pourtant, il en est où le traitement médical doit être appliqué ; quelquefois, d'ailleurs, ce traitement amène la guérison.

II. — L'intervention chirurgicale doit être, autant que possible, pratiquée à froid.

Elle consistera dans l'extirpation de l'appendice et dans l'évacuation des collections purulentes qui existeraient au moment de l'opération.

III. — Les interventions à chaud, si nous en exceptons les cas de péritonite généralisée et les appendicites légères non suppurées, consisteront presque uniquement dans l'ouverture d'abcès.

Ces ouvertures doivent être faites avec beaucoup de précaution en respectant les adhérences qui existeraient et, à moins qu'il ne tombe sous le doigt du chirurgien et que son ablation paraisse exempte de danger, l'appendice doit être laissé en place, quitte à l'enlever ultérieurement à froid.

BIBLIOGRAPHIE

F. Brux. — Appendicite. *Traité des maladies de l'enfance* de Grancher, Comby et Marfan, t. III. Paris, Masson, 1897.

A. Jalaguier. — Appendicite. *Traité de chirurgie* de Duplay et Reclus (2ᵉ édition), t. VI. Paris, Masson, 1898.

A. Guinard. — Appendicite. *Traité de chirurgie* de Le Dentu et Pierre Delbet, t. VII, Paris, Baillière, 1899.

L. Galliard. — Appendicite. *Traité de médecine et de thérapeutique* de Brouardel et Gilbert, t. IV. Paris, Baillière, 1897.

F. Legueu. — L'appendicite. *L'œuvre médico-chirurgicale.* Suite de monographies cliniques, nᵒ 1. Paris, Masson, 1897.

Ch. Moxod et J. Vanverts. — L'appendicite. *Encyclopédie des aides-mémoire* Léauté. Paris, Masson, Gauthier-Villars.

A. Pinard. — De l'appendicite dans ses rapports avec la puerpéralité, in *Clinique obstétricale.* Paris, Steinheil, 1899.

Sappey. — *Traité d'anatomie descriptive* (4ᵉ édition), t. IV. Paris, Lecrosnier et Babé, 1889.

L. Testut. — *Traité d'anatomie humaine* (3ᵉ édition), t. III, Paris, Doin, 1895.

E. Rochard. — *Chirurgie d'urgence.* Paris, Doin, 1899.

Ch. Talamox. — Appendicite et pérityphlite. Bibliothèque Charcot Debove. Paris, 1892.

F. Jayle. — De l'appendicite, *Presse médicale,* 1894.

R. Romme. — Traitement médical de l'appendicite à l'hôpital Bethanien de Berlin, *Presse médicale.* 1899.

L. Damaye. — *Thèse,* Paris, 1895.

P. Granboulan. — *Thèse,* Paris, 1896.

J. Houze. — *Thèse,* Paris, 1896.

A. Culiaxu. — *Thèse,* Paris, 1897.

CHARTRES. — IMPRIMERIE DURAND, RUE FULBERT.

CHARTRES — IMPRIMERIE DURAND, RUE FULBERT.

www.ingramcontent.com/pod-product-compliance
Ingram Content Group UK Ltd.
Pitfield, Milton Keynes, MK11 3LW, UK
UKHW020204130726
13696UKWH00002B/706